前　言

《循证针灸临床实践指南》包括：带状疱疹、贝尔面瘫、抑郁症、中风后假性球麻痹、偏头痛、神经根型颈椎病、慢性便秘、腰痛、原发性痛经、坐骨神经痛、失眠、成人支气管哮喘、肩周炎、膝骨关节炎、慢性萎缩性胃炎、过敏性鼻炎、突发性耳聋、原发性三叉神经痛、糖尿病周围神经病变、单纯性肥胖病等病症的循证针灸临床实践指南。

本部分为《循证针灸临床实践指南》的原发性三叉神经痛部分。

本部分受国家中医药管理局指导与委托。

本部分由中国针灸学会提出。

本部分由中国针灸学会标准化工作委员会归口。

本部分起草单位：浙江中医药大学附属第三医院、中国中医科学院针灸研究所。

本部分主要起草人：方剑乔。

本部分参加起草人：陈勤、周传龙、陈华德、林咸明、梁宜、高宏、马睿杰、张淑青、孔丽雅、王樟连、杨丹红、房繄恭、吴泰相、王晨瑶、陈晓军、李邦伟、方莉、董巍、罗培、张璐、孙晶、沈亚芳。

本部分专家组成员：刘保延、武晓冬、赵宏、吴中朝、杨金洪、梁繁荣、赵吉平、张维、刘炜宏、杨金生、余曙光、郭义、杨骏、赵京生、詹思延、刘建平、杨华元、储浩然、石现、王富春、王麟鹏、贾春生、余晓阳、高希言、常小荣、张洪涛、吕明庄、王玲玲、宣丽华、翟伟、岗卫娟、王昕、董国锋、王芳。

引　言

《循证针灸临床实践指南》是根据针灸临床优势，针对特定临床情况，参照古代文献、名医经验以及现代最佳临床研究证据，结合患者价值观和意愿，系统研制的帮助临床医生和患者做出恰当针灸处理的指导性意见。

《循证针灸临床实践指南》制定的总体思路是：在针灸实践与临床研究的基础上，遵循循证医学的理念与方法，紧紧围绕针灸临床的特色优势，综合专家经验、目前最佳证据以及患者价值观，将国际公认的证据质量评价与推荐方案分级的规范与古代、前人、名老针灸专家临床证据相结合，并将临床研究证据与大范围专家共识相结合，旨在制定出保障针灸临床疗效和安全性，并具有科学性与实用性的有效指导针灸临床实践的指导性意见。

在《循证针灸临床实践指南》的制定过程中，各专家组共同参与，还完成了国家标准《针灸临床实践指南制定与评估规范》（以下简称《规范》）的送审稿。《规范》参照了国际上临床实践指南制定的要求和经验，根据中国国情以及针灸的发展情况，对《循证针灸临床实践指南》制定的组织、人员、过程、采用证据质量评价、推荐方案等级划分、专家共识形成方式、制定与更新的内容和时间等进行了规范。这些规范性要求在《循证针灸临床实践指南》制定中都得到了充分考量与完善。《规范》与《循证针灸临床实践指南》相辅相成，《规范》是《循证针灸临床实践指南》制定的指导，《循证针灸临床实践指南》又是《规范》适用性的验证实例。

《循证针灸临床实践指南》推荐等级主要采用世界卫生组织（WTO）等推荐的 GRADE（Grading of Recommendations Assessment, Development and Evaluation）系统，即推荐等级的评价、制定与评估的系统，其中推荐等级分为强推荐与弱推荐两级。强推荐的方案是估计变化可能性较小、个性化程度低的方案，而弱推荐方案则是估计变化可能性较大、个性化程度高、患者价值观差异大的方案。对于古代文献和名医经验的证据质量评价，目前课题组还在进一步研制中，《循证针灸临床实践指南》仅将古代文献和名医经验作为证据之一附列在现代证据之后，供《循证针灸临床实践指南》使用者参考。

2008 年，在 WHO 西太区的项目资助下，由中国中医科学院牵头、中国针灸学会标准化工作委员会组织完成了针灸治疗带状疱疹、贝尔面瘫、抑郁症、中风后假性球麻痹和偏头痛 5 种病症的指南研制工作。在这 5 种病症的指南研制过程中，课题组初步提出了《循证针灸临床实践指南》的研究方案和建议，建立了《循证针灸临床实践指南》的体例、研究模式与技术路线。2010 年 12 月，《临床病症中医临床实践指南·针灸分册》由中国中医出版社正式出版发行。

2009 年至 2013 年，在国家中医药管理局立项支持下，中国针灸学会标准化工作委员会又先后分 3 批启动了 15 种病症的指南研制工作。为了保证《循证针灸临床实践指南》高质量地完成，在总课题组的组织下，由四川大学华西医院吴泰相教授在京举办 2 次 GRADE 方法学培训会议，全国 11 家临床及科研单位的 100 多位学员接受了培训。随后，总课题组又组织了 15 个疾病临床指南制定课题组和 1 个方法学课题组中的 17 位研究人员，赴华西医院循证医学中心接受了为期 3 个月的 Meta 分析和 GRADE 方法学专题培训，受训研究人员系统学习并掌握了 GRADE 系统证据质量评价和推荐意见形成的方法。

本次出版的《循证针灸临床实践指南》共有 20 个部分，包括对 2010 年版 5 部分指南的修订再版和 2013 年完成的 15 部分指南的首次出版。《循证针灸临床实践指南》的适用对象为从事针灸临床与科研的专业人员。

《循证针灸临床实践指南》的证据质量分级和推荐强度等级如下：

◇证据质量分级

证据质量高：A

证据质量中：B

证据质量低：C

证据质量极低：D

◇推荐强度等级

支持使用某项干预措施的强推荐：1

支持使用某项干预措施的弱推荐：2

《循证针灸临床实践指南》的编写，凝聚着全国针灸标准化科研人员和管理人员的辛勤汗水，是参与研制各方集体智慧的结晶，是辨证论治的个体化诊疗模式与循证医学有机结合的创造性探索。《循证针灸临床实践指南》在研制过程中，得到了兰州大学循证医学中心杨克虎教授、陈耀龙博士以及北京大学循证医学中心詹思延教授在方法学上的大力支持和帮助，在此深表感谢。同时，还要感谢国家中医药管理局政策法规与监督司领导的热心指导与大力支持，感谢各位专家的通力合作。此外，在《循证针灸临床实践指南》的出版过程中，中国中医药出版社表现出了很高的专业水平，在此一并致谢。

摘　　要

1　治疗原则

针灸治疗原发性三叉神经痛应分期治疗，持续发作期与发作间歇期均可进行针灸干预。

针灸治疗原发性三叉神经痛，选穴以患侧面颊局部和手、足阳明经腧穴为主。面部选穴根据疼痛区域和三叉神经分布属支选择临近腧穴，远端选穴根据辨证论治配穴，同时重视选择具有全身镇痛效应的特定穴联合治疗。

2　主要推荐意见

	推荐意见	推荐级别
持续发作期	针灸治疗以远端辨证取穴为主，重用具有全身镇痛效应的特定穴，局部取穴按照三叉神经分支疼痛部位及压痛点（扳机点）所属经络选取邻近腧穴	强推荐
	建议将毫针针刺作为基础治疗方法，用于持续发作期各种证型治疗，单独运用或与其他刺灸法结合	强推荐
	原发性三叉神经痛持续发作期，疼痛剧烈者，建议毫针针刺结合电针治疗。面部惧针者推荐采用经皮穴位电刺激	强推荐
	原发性三叉神经痛发作频繁，伴精神紧张、失眠患者，建议使用耳穴治疗	强推荐
	风热袭表、胃火上攻、气滞血瘀患者可采用毫针针刺结合刺血疗法治疗	弱推荐
发作间歇期	针灸选穴原则以局部选穴为主。毫针针刺、耳针、灸法、电针、火针等疗法均可在发作间歇期使用	强推荐
	风寒袭表、气滞血瘀、风痰阻络、气血亏虚患者建议在毫针针刺基础上结合灸法治疗	强推荐
	患病日久，顽固性疼痛可选择性使用火针疗法	弱推荐

简　　介

1　本《指南》制定的目标

从临床实际出发，以临床医生为主体，制定一套基于循证医学方法研究，并结合患者意愿、利弊平衡和经济效益分析，由权威机构发布的针灸诊疗指南，对于临床针灸治疗原发性三叉神经痛的各类专业技术问题提供共同遵守的规范。

2　本《指南》制定的目的

本《指南》旨在为临床针灸医师、原发性三叉神经痛患者和临床医疗工作者提供一个在一般情况下适于大多数患者的临床实践策略，从而规范原发性三叉神经痛的诊断、治疗和预防。

本《指南》根据现有研究证据对针灸干预措施做出推荐，旨在帮助医师和患者对原发性三叉神经痛的诊疗做出正确决策。在使用本《指南》时，针灸医师应针对患者具体情况，充分了解本病的最佳临床证据和现有医疗资源，在全面考虑患者具体病情及其意愿的基础上，根据自己的知识和经验制定合理的诊疗方案。

3　本《指南》的适用人群

适用人群：本《指南》的适用人群主要为针灸临床中医师、护理人员、针灸教师、针灸科研工作者、原发性三叉神经痛患者。

《指南》适用的目标环境和条件：本《指南》适用的环境为国内各级医院针灸科门诊部、住院部，有针灸专业医师的医院科室、社区医院，有针灸专业的院校，各针灸相关的科研及评价机构。

4　本《指南》适用的疾病范围

本《指南》适用的疾病为原发性三叉神经痛。

概　述

1　定义

1.1　西医

原发性三叉神经痛是一种原因未明的以三叉神经分布区域内短暂而反复发作的剧痛为主症的疾病。可涉及三叉神经一支或多支分布区域，多为单侧，以刺痛及放射性、烧灼样抽掣疼痛为主[1]。国际上原发性三叉神经痛是临床常见的神经痛。目前，现代医学对原发性三叉神经痛的治疗主要集中于药物治疗和手术治疗，然而药物的副作用、手术的高风险和昂贵费用，使部分患者的疼痛仍得不到充分缓解。

1.2　中医

中医学古籍中没有与"原发性三叉神经痛"完全对应的病名，根据其发病部位与临床症状，其病症归属于"面痛""颌痛""头风""口齿痛""目痛""眉棱痛""眼疼痛""颊痛""面风"等范畴，现代中医学则统一以"面痛"作为原发性三叉神经痛病名。面痛是以眼、面颊部出现放射性、烧灼样抽掣疼痛为主症的疾病，面部主要归手、足三阳经所主，尤其是内外因素使面部手足阳明及手足少阳经脉的气血阻滞，不通则痛，导致本病。

古代文献中早有关于面痛的记载。《难经》中指出："手三阳之脉，受风寒，伏留而不去者，则名厥头痛。"《张氏医通》云："面痛……不能开口言语，手触之即痛，此是阳明经络受风毒，传入经络，血凝滞而不行。"总之面痛病因多与外感邪气、情志不调等因素有关。风寒之邪侵袭面部阳明、太阳经脉，寒性收引，凝滞筋脉，气血痹阻；或因风热毒邪，侵袭面部，经脉气血壅滞，运行不畅；外伤或情志不调，或久病成瘀，使气血瘀滞，从而导致面部经络气血痹阻，经脉不通产生面痛。

2　发病率及人群分布情况

原发性三叉神经痛在世界范围内分布相当广泛。据近年来资料统计，国内及国际平均发病率分别为47.8/10万人口和62.6/10万人口。发病率与年龄及性别有关，原发性三叉神经痛多发于中老年人，发病年龄高峰在50～70岁，女性多于男性。原发性三叉神经痛以单侧第2（上颌支）、第3支（下颌支）为多[4]。原发性三叉神经痛易感性与职业无明显关系，但存在地域与遗传因素的差异，国内地区分布以黄河流域发病居多。

临床特点

1 病史

长期的疲劳、精神压力、负面情绪、噪声等不利环境刺激。

不规律的作息时间。

反复发作的面痛病史。

2 症状及体征

2.1 症状

原发性三叉神经痛多在 40 岁以后发生，女性较为多见，其临床表现有如下特点[2,3]：

疼痛发作常无预兆，多为骤然发生的闪电式、短暂而剧烈的疼痛。常见诱发因素有咀嚼、呵欠、饮水、刷牙、洗脸、剃须、咳嗽、喷嚏、微风拂面等。

约 50% 的患者，在颜面部有局限性皮肤敏感区，轻微触动可引起发作，称为"扳机点"或"触发点"。扳机点多位于上唇、下唇、鼻翼、鼻唇沟、牙龈、口角、舌、眉等处。

疼痛的性质多种多样，可呈撕裂样、电灼样、刀割样或针刺样等。

疼痛发作时限与周期：疼痛呈周期性发作，持续性发作可持续数周或数月，每次发作时间持续数秒钟至一二分钟；间歇性发作时限不定，一般为数十分钟至数小时，并随病情发展而缩短，以致终日不止。很少自愈。

疼痛部位：疼痛常先起始于三叉神经的一个分支，以后逐渐扩展。如疼痛起于眼支（第 1 支）时，向同侧额部及上睑部放射；起于上颌支（第 2 支）时，向下眼睑、鼻翼及上唇部放射；起于三叉神经下颌支（第 3 支）时，向下颌、下唇部、耳颞区和口裂以下的面部皮肤放射。疼痛多数为一侧性，少数为双侧性，以一侧 2、3 支同时痛多见，其次为 2 支或 3 支痛。

颜面变化：疼痛发作时受累面部可痉挛性扭曲，发作后可出现交感神经症状，表现为面部先白后潮红，结膜充血，伴有流泪、流涕、唾液分泌增加。有时出现三叉神经、面神经、交感神经三联症，即疼痛、面肌痉挛性抽搐、自主神经症。频繁发作者可出现面部营养障碍性改变，如皮肤粗糙、眉毛脱落、角膜充血水肿、虹膜脱出、白内障，甚至咀嚼肌萎缩等。个别病人可在口角、鼻部出现皮肤疱疹。

部分病例发作与气候有关，一般冬、春季发作较多。

2.2 体征

因原发性三叉神经疼痛的性质，本疾病患者常存在特有的体征。如患者发作前有先兆，常出现突然紧张、恐惧、双目凝视、双手托腮等动作或不敢说话；发作初期颜面部皮肤苍白，继之红润，结膜充血，流泪，流涎；患病日久，发作时手掌长期搓揉面部，可能导致患侧颜面部皮肤擦伤，从而使得皮肤异常粗糙增厚，呈苔藓样，有的造成皮肤损伤感染、结痂，有的甚至因长期揉搓而致眉毛脱落；疼痛发作严重者常伴有患侧颜面部肌肉呈反射性抽搐，口角牵拉向一侧，此种表现称"痛性抽搐"。

诊断标准

1 西医诊断标准及分型

1.1 诊断标准

参照国际头痛学会（IHS）分类委员会 2004 年发布的第 2 版《头痛的分类及诊断标准》（ICHD – Ⅱ）原发性三叉神经痛诊断标准[5]和 2013 年发布的第 3 版《头痛的分类及诊断标准》（ICHD – 3）（试行版）中"经典三叉神经痛"诊断标准[6]。

单侧面部疼痛符合以下②和③的标准，发作至少 3 次。

疼痛发作在三叉神经一支或多支分布的区域，没有超出三叉神经分布的范围。

疼痛至少包含以下 4 项特征中的 3 项：①反复发作阵发性疼痛，持续时间在瞬时至 2 分钟不等；②疼痛程度严重；③疼痛性质呈放射性的触电感或尖锐的刺痛；④轻微刺激患侧面部可瞬间触发。

无神经系统损害表现。

排除其他引起面部疼痛的疾患。

1.2 分型

1.2.1 阵发型

符合 ICHD – 3 经典三叉神经痛诊断标准，三叉神经痛发作间歇期无持续性面部疼痛。

1.2.2 持续发作型

符合 ICHD – 3 经典三叉神经痛诊断标准，在三叉神经痛发作间歇期仍伴随轻至中度面痛。

2 中医诊断标准及分型

参照刘茂才主编的《中医脑病临证证治》[7]及吴承远主编的《三叉神经痛》[8]中关于三叉神经痛的辨证标准，总结出如下中医证型：

2.1 风热袭表

主症：颜面部火烧或电击样疼痛，畏惧风热刺激，面红耳赤，口苦微渴，便秘溲赤。

舌苔、脉象：舌红，苔薄黄而干，脉浮数或弦数。

2.2 风寒袭表

主症：颜面部掣痛，惧怕风冷刺激，每遇风寒易诱发或加重。

舌苔、脉象：舌淡，苔薄白，脉浮紧或弦紧。

2.3 胃火上攻

主症：颜面部阵发性剧痛，痛处有灼热感，遇热易诱发，面红目赤，牙痛，齿龈红肿，口臭且干。

舌苔、脉象：舌红，苔黄厚而燥，脉滑数。

2.4 气滞血瘀

主症：颜面部阵发性剧痛，痛如锥刺或刀割，痛处拒按，经久不愈，无明显寒热诱发因素，甚至可见肌肤甲错，便秘溲赤。

舌苔、脉象：舌紫暗，或有瘀点、瘀斑，苔薄白，脉弦涩。

2.5 风痰阻络

主症：颜面部昏痛，面颊麻木作胀，形体肥胖，头重昏蒙，胸膈满闷，呕吐痰涎。

舌苔、脉象：舌体胖大，苔白腻，脉弦滑。

2.6　气血亏虚

主症：久病或劳伤后，出现颜面部疼痛频发，痛势隐隐，有空痛感，起则痛甚，卧则减轻，面色苍白，头晕，乏力，气短懒言，腰膝酸软，饮食减少。

舌苔、脉象：舌质淡苔白，脉细。

针灸治疗概况

原发性三叉神经痛古代无相应病名，根据其病症特征将其归属于"面痛"范畴。现代随着中西医结合的发展，文献中才出现原发性三叉神经痛病名，并且发展了更多的治疗方法。

1 现代文献

2 个关于针灸治疗原发性三叉神经痛的随机对照试验系统评价[9,10]认为：针灸疗法能够提高治疗有效率，优于西药治疗。有研究表明，针灸在即时镇痛、改善疼痛程度[11-13]、降低复发率[14]、减少发作次数方面较单纯西药治疗疗效更优，并可相应减少西药用量，而各种针灸疗法治疗原发性三叉神经痛的总有效率多在 75% 以上[15]。

1.1 针刺腧穴选择

现代针灸治疗原发性三叉神经痛强调局部按照所属神经支配区域选择腧穴，远端配穴多根据辨证分型和经络循行不同选穴，重视选择具有全身镇痛作用的腧穴。根据文献分析统计，手足三阳经腧穴在原发性三叉神经痛的治疗中均有运用，其中又以手足阳明腧穴使用频次最高。面部取穴多在患侧沿三叉神经分布属支选择临近十四经穴，阿是穴（扳机点）往往为神经异常冲动的起搏点/传导点，同为治疗重点。

1.2 刺灸法选择

近 20 年针灸治疗原发性三叉神经痛文献涉及毫针刺法、电针、艾灸、穴位注射、耳穴压丸、刺血疗法、火针、埋线、拔罐、穴位贴敷、挑治、刮痧、皮肤针、皮内针等多种刺灸法。临床上多以毫针刺法为基础治疗方法，毫针刺法可单独运用，或配合上述疗法的一种或多种联合运用。目前临床常用的针灸疗法有毫针刺法联合电针疗法、灸法、刺血疗法、耳穴疗法、火针疗法等。其中临床和机制研究质量较高，研究较多的是毫针刺法和电针疗法。

1.3 针刺手法选择

毫针刺法是临床应用最多的针灸疗法，其手法多样，有直刺、平刺、斜刺、透刺、深刺、浅刺、丛刺、一针多刺等多种[16-22]，其中以沿神经支分布选取面部邻近腧穴透刺或直刺扳机点（阿是穴）、神经孔等手法多见，强调气至病所（得气）。

1.4 辨证治疗选择

主要根据原发性三叉神经痛持续发作期与发作间歇期，再结合病因辨证、经络辨证以及三叉神经的走行选择不同的针灸治疗方案。

2 古代文献

古代针灸治疗原发性三叉神经痛主要有针法、灸法、放血三种疗法。其中针法最为常用，用穴为局部取穴结合远端取穴，其中局部穴主要为手足阳明、足太阳、督脉经穴，常用的有攒竹、头维、迎香、上星等；远端穴以合谷为主。灸法常用穴位有承泣、百会、神庭等。放血疗法取穴主要选太阳、大迎穴。

古代文献中治疗"面痛"的记载较为简单，仅记录有选穴、治疗方法，缺乏对于患者证型、辨证分析、针刺手法和治疗方案的应用记录较粗。

3 名医经验

现代医家治疗原发性三叉神经痛多强调局部与远端取穴相结合，尤为重视远端配穴的作用。现代医家远端取穴多选用四关穴，结合行间、内庭以行经气、调脏腑达到治疗目的。在面部刺灸法的选择上不同专家特色各异，如沿疼痛部位浅刺丛针刺、沿神经走向邻近两穴透刺、深刺神经干等，均有显著疗效。此外尚有诸多针灸结合中药治疗三叉神经痛的有效案例报道，因缺乏严谨的随机对照研究证据，此次编写《指南》暂未录入。由于针灸疗法多样，技术操作难度及安全性不一，目前不同针灸疗法治疗原发性三叉神经痛安全性尚待进一步研究。

针灸治疗和推荐方案

1 针灸治疗的原则和方法[15,23,24]

1.1 治疗原则

针灸治疗原发性三叉神经痛应分期治疗，持续发作期与发作间歇期可以毫针刺法结合其他刺灸法综合治疗。以疏通阳明、少阳经气血，通络止痛为治法。

1.2 选穴原则

针灸治疗原发性三叉神经痛选穴应以局部取穴为主，远端配穴多采用辨证配穴结合具有全身镇痛效应的特定穴联合治疗。

1.3 选穴特点

根据文献分析统计，手足三阳经腧穴在原发性三叉神经痛的治疗中均有运用，其中又以手足阳明经腧穴使用频次最高。面部取穴多在患侧沿三叉神经分布属支选择临近十四经穴，阿是穴（扳机点）往往为神经异常冲动的起搏点/传导点，同为治疗重点。

1.4 疗法选择

针灸疗法方法多样，毫针刺法、灸法及刺血疗法为原发性三叉神经痛治疗的传统刺灸法，其中毫针刺法临床应用最为广泛。现代针灸疗法如电针、耳针、火针等均有不同作用特点，在镇痛、缓解肌痉挛、延长腧穴刺激时间、抗炎、减少异常增生组织方面临床疗效良好。

2 结局指标

2.1 主要结局指标

2.1.1 疼痛程度评分

分别采用简氏 McGill 评分法、VAS 评分法和尼莫地平法（具体参照附录中附表1、附表2和附表3）。

2.1.2 发作频次

原发性三叉神经痛为反复发作性疾病。目前国内针灸治疗原发性三叉神经痛的观察周期通常为2~4周，但缺乏明确依据。国际头痛协会临床试验指南提出，疗程长短的依据主要取决于试验药物/干预措施的性质与功能，即定位在即刻作用与预防性作用；此外，也取决于头痛的类型及特点。因此，根据原发性三叉神经痛特点，建议观察原发性三叉神经痛24小时发作情况；预防性治疗至少随访3个月以上。

2.2 次要结局指标

2.2.1 临床治愈率

临床有效率为目前常用临床观察指标，但因不同研究中有效率评价指标不同，难以横向比较。故建议采用临床治愈率作为结局指标，临床治愈以随访期内症状完全消失为标准。

2.2.2 疗效评分

主要采用尼莫地平法（具体参照附表3）。

2.2.3 发作频度评价

参照1995年原卫生部颁布的《中药新药治疗三叉神经痛的临床研究指导原则》，将本病分为轻、中、重度[25]：

轻度：每日发作10次以下。

中度：每日发作10~30次。

重度：每日发作30次以上。

3 注意事项

针灸治疗原发性三叉神经痛能够广泛适用于不同人群，针灸治疗应按照针灸疗法操作规范，面部严格消毒，禁止直接灸，针刺强度不宜过强，以防止出现局部疤痕、晕针、针刺部位深部神经损伤等情况。

4 患者自我护理

原发性三叉神经痛患者应注意异常气候的变化，预防冷热气温等诱发因素；保持心情愉快，劳逸适度，起居规律，饮食宜营养丰富，食物中应含有多种维生素；避免劳累或忧思恼怒的精神刺激。原发性三叉神经痛患者针刺后应给以相应护理，避免面部感染。

5 推荐方案

一般人群的针灸治疗：根据系统评价结果，多数研究提示：毫针刺法、电针、刺血疗法等均能够有效改善原发性三叉神经痛症状，且较单纯使用药物（卡马西平）疗效更佳。但因多数研究质量较低，并且在治疗方法、疗效评价标准上存在差异，目前针灸治疗原发性三叉神经痛的疗效尚待进一步多中心、大样本随机对照临床研究证实[9,26]。根据系统评价推荐方案如下。

5.1 持续发作期的针灸治疗

5.1.1 毫针刺法

大量文献证据表明，毫针刺法为针灸临床治疗原发性三叉神经痛最常用的刺灸法，其选穴方法灵活多变，有效率、安全性较高，可广泛运用于不同体质患者。现代研究证实，毫针刺法单独运用或与其他刺灸法配合均能够改善原发性三叉神经痛发作症状，减轻疼痛，缓解面肌痉挛，同时可减少原发性三叉神经痛发作频次，降低复发率。

取穴：根据疼痛部位（三叉神经分支）选择局部十四经穴或阿是穴（扳机点）为主穴，远端配穴采用辨证配穴结合具有全身镇痛效应的特定穴联合治疗。

局部选穴：累及第1支（眼支）选用太阳、攒竹、阳白、鱼腰（眶上孔）；累及第2支（上颌支）多选用下关、四白（眶下孔）、颧髎、上关、迎香；累及第3支（下颌支）多选用地仓、颊车、夹承浆（颏孔）、大迎、翳风。面部取穴以患侧为主，病程日久可缪刺对侧穴位。

远部配穴：风寒袭表者，加风池、列缺、合谷；风热袭表者，加风池、曲池、合谷；胃火上攻者，加内庭、足三里、合谷；气滞血瘀者，加膈俞、内关、太冲、合谷；风痰阻络者，加足三里、丰隆；气血亏虚者，加气海、足三里（以上腧穴除气海外均双侧取穴）。

针刺方法：面部腧穴沿三叉神经分支选取2~3穴，斜刺或平刺0.5~1寸，针刺得气后行小幅捻转泻法，以患者产生酸、麻、重、胀感或触电样感传为度；下关穴可直刺1~2寸，得气后缓慢调整针刺深度与针尖位置，使针感向疼痛部位扩散；远部配穴针刺得气后行捻转提插泻法，合谷、足三里穴每次留针30分钟，间隔行针2次。

疗程：每日1次，每次治疗30分钟，连续5日为1个疗程，疗程之间间隔2日，共治疗4个疗程。

注意事项：面部取穴数宜适当，不宜过多。可沿三叉神经分支走向选择邻近腧穴进行透刺，以扩大刺激面。手法操作切忌单方向捻转，防止滞针。远端取合谷、足三里穴行强刺激能够产生较强且持久的镇痛效应，同时可避免刺激面部腧穴给患者带来的不适感，在持续发作期可作为主穴运用。疼痛持续发作难以缓解的病患可延长留针时间，增加行针次数，留针时间可延长至60分钟。

『推荐』

> 推荐建议：毫针刺法临床安全性较高，操作手法多样，推荐作为基础治疗方法单独运用或与其他刺灸法联合应用，用于各证型患者的治疗。[GRADE 1C]

解释：本《指南》编写组共纳入包含2篇系统评价[9,26]及6个随机对照研究[27-32]的相关文献8

篇。经综合分析，形成证据体发现，毫针刺法可减轻原发性三叉神经痛发作疼痛，缓解面肌痉挛，同时可减少原发性三叉神经痛发作频次，降低复发率，与单纯西药治疗比较，在减轻患者疼痛程度、减少发作频率方面疗效更显著。将纳入的文献进行 GRADE 评价，因其纳入研究偏倚风险较高，研究结果同质性及精确性低，最终形成证据体质量等级为低。古代文献中有大量毫针刺法治疗原发性三叉神经痛的记载[24]，如《重楼玉钥》谓：“头维在额角入发际……刺三分，沿皮向下，禁灸。主治头风疼痛如破，目疼泪出不明。”《扁鹊神应针灸玉龙经·眉目间痛》曰：“眉目疼痛不能当，攒竹沿皮刺不妨。”在针刺手法选择方面，多数医家在发作期以远端取穴为治疗重点。合谷、太冲、足临泣均为常用腧穴。面部针刺多采用沿神经支走向邻近腧穴透刺，同时重视对“扳机点”的治疗。在扳机点周围采用沿皮围刺[27]、透刺方法，使气至病所，避免直接针刺扳机点，以防止诱发原发性三叉神经痛的发作。在资源消耗方面，毫针刺法相对于西药单次治疗费用较高，但因其能够明显减少镇痛药物的使用，降低原发性三叉神经痛发作频次及复发率，减少患者因病产生的误工和其他药品费用支出等间接费用，避免因服用药品产生的不良反应，而更易于被患者接受。结合以上情况及专家意见，对本条推荐方案给予强推荐。

5.1.2 电针疗法

电针疗法镇痛效应较为明确，临床使用电针治疗原发性三叉神经痛适用于疼痛明显的患者。

取穴：根据患者疼痛部位及属支，选择患侧的穴位。下关穴为主穴，依神经分布取穴，第 1 支痛取攒竹、头维；第 2 支痛取颧髎；第 3 支痛取承浆、颊车；远端取穴选择患侧合谷、外关穴。

操作方法：持续发作期以远端取穴为主，合谷、外关穴毫针针刺得气后接一组电针，疏密波，电流强度稍强；另在面部沿三叉神经分支选取一对腧穴接电针，疏密波，电流强度稍弱。发作间歇期面痛以局部腧穴为主，沿三叉神经分支选取一对腧穴，针刺得气后接电针，疏波，刺激强度以患者能耐受为度。

疗程：持续发作期每日 1 次，每次治疗 30 分钟，持续发作难以缓解者可延长至 60 分钟。连续 5 日为 1 个疗程，每个疗程之间间隔 2 日，共治疗 4 个疗程；发作间歇者隔日 1 次，两周 1 个疗程，共治疗 4 个疗程。

注意事项：急性发作时面部腧穴需浅刺轻刺激，在三叉神经分支上操作应避免刺激扳机点，刺激强度以患者能耐受为度。电针治疗同时可根据不同辨证配合毫针刺法提高疗效。面部惧针患者可采用经皮穴位电刺激代替电针治疗，刺激频率及治疗时间同电针治疗。

『推荐』

> 推荐建议：持续发作期疼痛剧烈者，建议采用毫针刺法结合电针疗法治疗。［GRADE 1C］

解释：电针疗法属于现代针灸疗法，因其刺激波形可调、频率可控、操作简便，在临床得到广泛应用。本《指南》编写组纳入参考文献 6 篇，包括临床研究 3 篇[14,34,35]，专家经验 3 篇[36-38]。根据证据体及专家共识综合分析，电针可快速、明显缓解原发性三叉神经痛患者的疼痛，改善患者生存质量。1 项 Meta 分析[9]结果显示：在改善疼痛程度、降低发作频率方面电针组优于单纯服用卡马西平组。将纳入的文献进行 GRADE 评价，因其纳入研究偏倚风险较高，研究结果同质性及精确性低，最终形成证据体质量等级为低。在资源消耗方面，电针治疗相对于单纯西药治疗单次治疗费用较高，但因其能够明显改善疼痛程度，减少卡马西平服用的不良反应，因此更易于被患者接受。结合以上情况及专家意见，对本条推荐方案给予强推荐。

5.1.3 耳穴疗法

耳穴疗法是治疗原发性三叉神经痛的常用辅助治疗方法，具有镇痛、安神和调节自主神经功能等作用，在降低疼痛发作频率、缓解紧张情绪方面有较好疗效。临床常用皮内针、王不留行籽或磁珠等刺激穴位，操作简便，安全性高，原发性三叉神经痛持续发作期及发作间歇期均可使用，能够通过长时间、多次重复刺激耳穴达到延长治疗效应的效果，对惧怕面部针刺患者、年老体弱患者尤为适用。

取穴：面颊、颌、口、眼、胃、交感、神门、皮质下和内分泌。

操作方法：以患侧耳穴取穴为主，根据三叉神经疼痛范围分别选用面颊、颌、口、眼穴配合胃、交感、神门、皮质下和内分泌治疗。每次选择 5~6 穴，耳郭消毒后以图钉式皮内针刺于耳穴皮下并用胶布固定，或以王不留行籽或磁珠为压物用胶布固定于所选的耳穴上，嘱患者自行按压，每穴按压 3~5 分钟，使耳部出现胀热、酸痛的感觉为佳。

疗程：原发性三叉神经痛发作间歇期每日按压 3~5 次，持续发作期随时按压。耳针 3 日更换一次，10 次为 1 个疗程，共治疗 3 个疗程。

注意事项：①耳针治疗前须对施术部位严格消毒，埋针处不宜淋湿浸泡，埋针局部疼痛影响睡眠时应调整针尖方向及深浅度；②为降低出血、感染等风险，推荐采用耳穴压丸法刺激耳穴；③部分患者可能对贴敷过敏，使用前应询问患者过敏史；④耳郭有炎症、冻疮时不宜埋针。

『推荐』

> 推荐建议：原发性三叉神经痛持续发作期与发作间歇期均可采用耳穴疗法。原发性三叉神经痛发作频繁，伴精神紧张、失眠患者，建议耳穴与毫针刺法、电针等刺灸法疗法联合使用以提高疗效。[GRADE 1D]

解释：本《指南》编写组纳入现代参考文献 5 篇[9,39-42]，其中 Meta 分析 1 篇[9]，临床研究 4 篇[39-42]。根据证据体及专家共识综合分析：耳穴操作方便，采用耳穴压丸或揿针刺激，可维持长久的持续治疗作用，且安全度高，极少出现不良反应。Meta 分析结果显示：在改善疼痛、降低发作频率方面毫针针刺 + 耳穴疗法优于单纯服用卡马西平治疗。将纳入的文献进行 GRADE 评价，因其纳入研究质量较低、偏倚风险较高，研究结果同质性及精确性低，最终形成证据体质量等级为极低。在资源消耗方面，耳穴单次治疗费用低于其他针灸疗法及单纯西药治疗。因耳穴治疗操作简便，能够在改善疼痛程度同时起到全身治疗作用，与其他针灸方法比较痛苦小、能够减少门诊就诊次数、护理简单等，易于被患者接受。结合以上情况及专家意见，对本条推荐方案给予强推荐。

5.1.4 刺血疗法

刺血疗法能够泻邪通经，调和气血。原发性三叉神经患者证属风热袭表、胃火上攻、气滞血瘀型建议毫针刺法结合刺血疗法治疗。

取穴：第 1 支选太阳、阳白；第 2 支选颧髎、四白、口禾髎；第 3 支选颊车。

操作方法：局部消毒后，用三棱针速刺 0.1~0.2 寸，轻轻挤压针孔周围，使出血少许，可配合面部闪罐。

疗程：刺血疗法隔日 1 次。

注意事项：①若穴位与血络不吻合，施术者宁失其穴，毋失其络；②避开动脉血管，若误伤动脉出现血肿，以无菌干棉球按压局部止血；③点刺穴位应力度适中，以针尖刺中血管，让血液自然流出为度。

『推荐』

> 推荐建议：原发性三叉神经痛风热袭表、胃火上攻、气滞血瘀型患者，可采用毫针刺法结合刺血疗法治疗。[GRADE 2D]

解释：本《指南》编写组纳入参考文献 3 篇，其中 Meta 分析[9] 1 篇，临床研究 1 篇[43]，专家经验 1 篇[44]。根据证据体及专家共识综合分析，刺血疗法可以改善局部微循环，可以调节小血管壁功能，促进周围组织的修复[45]。刺血疗法可减少原发性三叉神经痛患者发作的频率，改善患者生活质量。1 项 Meta 分析[9]结果显示：刺血疗法在改善疼痛程度、发作频率方面优于单纯服用卡马西平治疗。将纳入的文献进行 GRADE 评价，因其纳入研究质量较低、偏倚风险较高，研究结果同质性及精确性低，最终形成证据体质量等级为极低。古代文献中有大量刺血疗法治疗原发性三叉神经痛的记载[24]，如《黄帝内经太素》谓："颔痛，刺手阳明与颔之盛脉出血。颊痛，刺阳明曲周动脉见血，立已。"《针灸集成》曰："头风及偏头风，太阳二穴，针刺出血。"在资源消耗方面，刺血疗法无须特殊治疗仪器，相对于西药治疗单次治疗费用较低，但因有施术后产生局部血肿，面部瘀青等影响患者面部美观的风险，应严格掌握其适应证，并在施术前获得患者知情同意，体质羸弱患者不宜采用。结合以上情况及专家意见，对本条推荐方案给予弱推荐。

5.2　发作间歇期的针灸治疗

原发性三叉神经痛发作间歇期，疼痛休止或较为轻微，除常规毫针刺法、电针、耳穴疗法外，可结合灸法、火针等疗法标本同治。

5.2.1　灸法

灸法治疗本病具有明显的热效应，能够缓解患者紧张情绪。纳入研究结果显示灸法对降低疼痛发作频率有一定作用。证属风寒袭表、气滞血瘀、风痰阻络、气血亏虚患者建议毫针刺法结合灸法治疗。

取穴：颧髎、下关、颊车、扳机点。

操作方法：①温和灸：将艾条一端点燃，对准应灸的穴位[47]，保持一段距离，以患者有温热感而无灼痛感为度；②温针灸：毫针留针时，将艾条段或艾团放置针柄上，距离皮肤 2～3cm 处施以温针灸[46]，以局部皮肤感到温暖，而无灼热感为宜。

两种灸法均通过对温灸距离的调节，使患者的受灸部位始终感觉温暖舒适。温灸的时间为每个穴位 20～30 分钟。

疗程：每日 1 次，连续 5 日为 1 个疗程，疗程之间间隔 2 日，共治疗 4 个疗程。

注意事项：根据患者的体质和病证施灸，取穴准，灸穴勿过多，热力应充足，火力宜均匀。

『推荐』

> 推荐建议：证属风寒袭表、气滞血瘀、风痰阻络、气血亏虚患者，建议毫针刺法结合灸法治疗。［GRADE 1D］

解释：纳入的 1 篇系统评价[9]结果为：对改善疼痛程度、发作频率方面毫针刺法＋灸法组优于单纯服用卡马西平组。将纳入的文献[46]进行 GRADE 评级，因其纳入研究质量较低、偏倚风险较高，研究结果同质性及精确性低，最终导致证据体质量等级为极低。古代文献中对于灸法治疗原发性三叉神经痛亦有记载，《金针秘传》曰："引牙车不得开，急痛口噤不能言。灸亦良，可灸七壮，针入三分。"在资源消耗方面，该方法相对于目前常规的西医治疗方法，直接费用较低。在患者价值观和意愿方面，患者更倾向于接受本方案治疗。结合以上情况及专家意见，对本条推荐方案给予强推荐。

5.2.2　火针疗法

火针的作用机理主要在于以温热感刺激穴位或部位来增强人体阳气，温通经脉，活血行气，在疼痛局部进行火针治疗，可疏通面部气血、经脉，祛邪通络，温通止痛。火针疗法对于患病日久，出现顽固性三叉神经痛患者常具有良效，可结合毫针刺法进行治疗。

取穴：下关、阿是穴。

操作方法：常规消毒后，选取细火针在酒精灯外焰下加热由红至白，直刺下关穴 1 寸左右或阿是穴，使患者产生强烈针感，或可在所刺腧穴留针 30～60 分钟，同时以酒精灯烘烤针柄，使热力往里传导。

疗程：隔日 1 次，以 1 个月为 1 个疗程，共治疗 3 个疗程。

注意事项：①糖尿病患者或皮肤抵抗力低下的患者，容易发生感染，慎用火针治疗；②血友病患者、凝血机制障碍者或有出血倾向的患者禁用火针疗法。

　　『推荐』

> 推荐建议：对于体质良好的患者病程日久，疼痛顽固者，可使用火针疗法。［GRADE 2D］

　　解释：纳入的 1 篇系统评价[9]结果为：对改善疼痛程度、发作频率方面，毫针刺法＋火针组优于单纯服用卡马西平组。将纳入的文献[48]进行 GRADE 评级，因其纳入研究质量较低、偏倚风险较高，研究结果同质性及精确性低，最终导致证据体质量等级为极低。古代文献中对于火针治疗原发性三叉神经痛未发现记载，但对火针在面部操作自古至今均有争议，如《针灸聚英》曰："人身诸处皆可行针，面上忌之。"故要求施术者对针刺技术与深度的把握相对较高，因其面部发生感染、影响美容风险较大，故须严格消毒。现代针灸医家祁越、贺普仁在其著作中均提及采用该方案治疗[49,50]，疗效肯定。在资源消耗方面，该方法相对于目前常规的西医治疗方法，直接费用较低。在患者价值观和意愿方面，患者对本方案治疗接受度尚可。结合以上情况及专家意见，对本条推荐方案给予弱推荐。

参考文献

[1] Merskey H, Bogduk N. Classification of chronic pain. Descriptions of chronic pain syndromes and definitions of pain terms [J], IASP Press, 1994：59－71.

[2] 王永炎，张伯礼. 中医脑病学 [M]. 北京：人民卫生出版社，2007：549－559.

[3] 韩济生，樊碧发. 疼痛学 [M]. 北京：北京大学医学出版社，2012：440－456.

[4] 黄宇光译. 疼痛治疗决策 [M]. 第2版. 北京：北京大学医学出版社，2009：146－147.

[5] Headache Classification Committee of the International Headache Society. Classification and diagnostic criteria for headache disorders, cranial neuralgias, and facial pain [J]. Second Edition. Cephalalgia, 2004, 24（S1）：1.

[6] Headache Classification Committee of the International Headache Society. The International Classification of headache disorders, 3rd edition（beta version）[J]. Cephalalgia, 2013, 33（9）：775－777.

[7] 刘茂才，黄燕，卢明. 中医脑病临证证治 [M]. 广州：广东出版社，2006：249－253.

[8] 吴承远，刘玉光. 三叉神经痛 [M]. 济南：山东科学技术出版社，2004：97.

[9] 方莉，陈勤，董巍，等. 针灸治疗原发性三叉神经痛的系统评价 [J]. 浙江中医药大学学报. 2013, 37（12）：1433－1436.

[10] Liu H, Li H, Xu M, et al. A Systematic Review on Acupuncture for Trigeminal Neuralgia [J]. Altern Ther Health Med, 2010, 16（6）：30－35.

[11] 赵万标. 镇静安神法加强针刺治疗三叉神经痛的疗效观察 [J]. 中国针灸，2003，23（10）：581－582.

[12] 周长山，孔德清，韩正勇. 穴位注射治疗三叉神经痛疗效观察 [J]. 中国针灸，2007，27（9）：668－670.

[13] 孙怡. 毫针针刺结合背俞刺络治疗原发性三叉神经痛疗效观察 [J]. 北京中医药大学学报，2009，32（5）：356－357.

[14] 韩秋珍. 电针治疗原发性三叉神经痛30例临床观察 [J]. 中医药导报，2009，15（9）：35.

[15] 孙晶，方剑乔，陈勤，等. 与三叉神经痛相关病症的古代针灸处方规律分析 [J]. 上海针灸杂志，2013，32（1）：66－68.

[16] 冯玉梅，党凤鸣，白立榜. 深刺人迎穴治疗原发性三叉神经痛 [J]. 上海针灸杂志，1994，13（3）：封底.

[17] 袁明泽，袁明经，袁新珍. 一穴多针治疗原发性三叉神经痛85例 [J]. 中国针灸，1996，16（4）：41.

[18] 董宇翔，韩春霞. 久留针强针感治疗三叉神经痛疗效观察 [J]. 上海针灸杂志，1999，18（6）：106.

[19] 黄虹. 针刺二孔治疗三叉神经痛126例临床研究 [J]. 针刺研究，1998，23（2）：10.

[20] 张淑杰，范春疆. 针刺治疗三叉神经痛 [J]. 针灸临床杂志，1995，11（11，12）：35.

[21] 李大勋，彭新丽. 直接针刺三叉神经治疗三叉神经痛80例 [J]. 针灸临床杂志，1992，8（4）：13.

[22] 张济风，李鸿儒. 针刺著骨治疗三叉神经痛 [J]. 中国针灸，1998，18（7）：426.

[23] 罗培，方剑乔，陈勤，等. 针灸治疗三叉神经痛文献的选穴规律分析 [J]. 中华中医药学刊，2013，31（3）：485－487.

[24] 董巍，方剑乔，陈勤，等. 古今针灸治疗三叉神经痛方法之异同 [J]. 浙江中医杂志，2012，

47（9）：678－680.

［25］中华人民共和国卫生部．中药新药治疗三叉神经痛的临床研究指导原则［S］，1995，203－204.

［26］高翔，杜元灏，肖丽，等．国内针刺对照西药治疗三叉神经痛疗效比较的系统评价［J］．江苏中医药，2010，42（1）：52－54.

［27］周仲瑜，李家康，罗惠平．齐刺法治疗原发性三叉神经痛疗效观察［J］．中国针灸，2004，24（12）：835.

［28］焦阳，李家康，罗惠平，等．齐刺法治疗原发性三叉神经痛临床研究IJ］．中国中医急症，2008，17（3）：323.

［29］张阳普，宋爱群，李家康，等．齐刺法治疗三叉神经痛40例［J］．湖南中医杂志，2006，22（2）：69.

［30］李雪冰，杨永静，陈新华．针刺阳明经穴位治疗三叉神经痛疗效观察［J］．中国疗养医学，2009，18（11）：1017.

［31］任晓明．局部近取与循经远取相结合治疗三叉神经痛40例［J］．中国中医药科技，2010，17（11）：521.

［32］郑盛惠，吴玉娟，焦建凯．人迎穴深刺为主治疗三叉神经痛的临床观察［J］．湖南中医药大学学报，2010，30（5）：70.

［33］赵敬军，付冬梅．针刺治疗三叉神经痛的临床研究进展与思考［J］．针灸临床杂志，2014，30（2）：74－78.

［34］杨红杰．针刺配合电针治疗原发性三叉神经痛疗效观察［J］．河北中医，2010，32（6）：891.

［35］李岩雪，黄晓媛，刘潇，等．电针头穴治疗三叉神经痛患者的临床疗效观察［J］．中医药学报，2010，38（1）：90.

［36］方剑乔，包黎恩，莫晓明．经皮神经电刺激镇痛的临床观察及与电针的比较［J］．针灸临床杂志，1999，15（1）：40－43.

［37］王晨瑶．方剑乔运用电针治疗面瘫面痛的临床经验［J］．浙江中医杂志，2008，43（3）：147.

［38］施茵，蔡玉梅，李璟．方剑乔针灸治疗痛证临证撷萃［J］．上海中医药杂志，2008，42（4）：23－25.

［39］黎崖冰，陈璐．针刺配合磁珠按压治疗原发性三叉神经痛疗效观察［J］．上海针灸杂志，2004，23（6）：12.

［40］孙力．耳穴刺激为主治疗顽固性三叉神经痛42例疗效分析［J］．甘肃中医，2004，17（5）：25－26.

［41］谭新平．耳穴贴压加针刺治疗三叉神经痛66例［J］．哈尔滨医药，2009，29（3）：43.

［42］胡玉茹．针刺配合耳穴贴压治疗三叉神经痛36例疗效观察［J］．甘肃中医，2000，13（4）：53－54.

［43］邢建莉．电针配合刺络拔罐治疗三叉神经痛125例［J］．山西中医，2006，22（5）：41.

［44］张智龙，赵淑华．大椎、肺俞刺络拔罐对三叉神经痛即刻镇痛观察［C］．全国首届刺络放血学术交流会论文汇编，2003：10.

［45］乔文雷．刺络放血抗衰老作用的探析［J］．中国针灸，1994，14（2）：47－49.

［46］刘志顺，彭唯娜．温针灸治疗三叉神经痛30例［J］．中国临床医生，2005，33（6）：33.

[47] 杨阿根. 温和灸结合针刺治疗原发性三叉神经痛 40 例 [J]. 陕西中医, 2007, 28 (1): 91 - 92.

[48] 汪志成. 九针疗法治疗三叉神经痛 32 例 [J]. 湖南中医杂志, 2006, 22 (1): 33.

[49] 祁越. 针灸新义 [M]. 乌鲁木齐: 新疆大学出版社, 1990: 78 - 80.

[50] 贺普仁. 火针疗法图解 [M]. 济南: 山东科学技术出版社, 1998: 74 - 75.

附　　录

1　本《指南》专家组成员和编写组成员

专家组成员

姓名	性别	职称	工作单位	课题中的分工
陈华德	男	教授，主任医师	浙江中医药大学	《指南》适用人群的确定及专科意见指导
林咸明	男	教授，主任医师	浙江中医药大学附属第三医院	负责审核临床问题，确定推荐方案
梁　宜	女	副教授，副主任医师	浙江中医药大学附属第三医院	负责审核临床问题，确定推荐方案
高　宏	男	主任医师，副教授	浙江中医药大学附属第三医院	负责审核临床问题，确定推荐方案
马睿杰	女	副教授，副主任医师	浙江中医药大学附属第三医院	负责审核临床问题，确定推荐方案
张淑青	女	副主任医师	浙江中医药大学附属第三医院	《指南》适用人群的确定及专科意见指导
孔丽雅	女	副教授	浙江中医药大学	文献检索、文献质量评价方法指导
王樟连	男	教授，主任医师	浙江中医药大学	负责审核临床问题，确定推荐方案
杨丹红	女	副教授，副主任医师	浙江中医药大学	负责审核临床问题，确定推荐方案
房繄恭	男	主任医师	中国中医科学院针灸医院	《指南》方法学指导
吴泰相	男	教授	四川大学华西临床医学院	文献检索、文献质量评价方法学指导

编写组成员

	姓名	性别	职称	工作单位	课题中的分工
组长	方剑乔	男	教授，主任医师	浙江中医药大学	总体设计，组织实施
秘书	陈勤、周传龙				负责课题专家组与编写组成员之间的联络协调、会议记录、文档保存等
起草组	陈　勤	女	主治医师	浙江中医药大学附属第三医院	文献数据提取，文献质量评价，《指南》草案编写
	周传龙	男	主治医师	浙江中医药大学附属第三医院	主要负责《指南》撰写、联络协调、会议记录等
	陈晓军	男	副教授，副主任医师	浙江中医药大学	主要负责文献数据提取，文献质量评价
	王晨瑶	女	副主任医师	浙江中医药大学附属第三医院	现代中文文献检索
	李邦伟	男	主治医师	浙江中医药大学附属第三医院	现代英文文献检索
	方　莉	女	主治医师	浙江中医药大学附属第三医院	主要负责文献数据提取，文献质量评价
	董　巍	女	硕士研究生	浙江中医药大学	现代中文文献检索
	罗　培	女	硕士研究生	浙江中医药大学	现代中文文献检索
	张　璐	女	硕士研究生	浙江中医药大学	现代英文文献检索
	孙　晶	女	硕士研究生	浙江中医药大学	古代中文文献检索
	沈亚芳	女	硕士研究生	浙江中医药大学	古代中文文献检索

2 临床问题

2.1 共性问题

针灸治疗原发性三叉神经痛的最佳干预时机是什么？

针灸治疗原发性三叉神经痛的最佳操作方法是什么？

针灸治疗原发性三叉神经痛的最佳刺激量及频次是什么？

针灸治疗原发性三叉神经痛的最佳疗程是什么？

原发性三叉神经痛不同类型的最佳针灸治疗方法？

针灸治疗原发性三叉神经痛的各种注意事项是什么？

针灸治疗原发性三叉神经痛的不良反应及禁忌证是什么？

原发性三叉神经痛患者对针灸干预措施的依从性如何？

针灸治疗原发性三叉神经痛的卫生经济学评价是否优于其他疗法？

2.2 个性问题

2.2.1 医生

任何单纯治疗方法有一定的局限性，如何配合针刺治疗的其他治疗手段？综合治疗是否优于单一的针灸治疗？

针灸治疗原发性三叉神经痛方法众多，《指南》如何做到规范化、标准化与临床治疗个性化的统一？《指南》能否起到指导临床的作用？

顽固性三叉神经痛如何处理？

应与国际接轨，关注原发性三叉神经痛国际上相关治疗方法，并借鉴。

对疗效不佳案例的解析。

《指南》应包括今后的研究方向及目前治疗中存在的主要问题。

临床指南是否简单易行？

应有方便医生查询的相关网站，并且不断更新。

2.2.2 患者

如何预防原发性三叉神经痛？

引起原发性三叉神经痛的原因有哪些？如何发现早期症状？怎样进行早期干预？

患者的注意事项是什么？如可否进行按摩治疗？配合其他治疗的最佳时机是什么？针灸期间是否有所禁忌？

《指南》应容易理解，能够对患者起到指导的作用。

3 疗效评价指标的分级

3.1 主要结局指标

3.1.1 疼痛程度评分

分别采用简氏 McGill 评分法、VAS 评分法和尼莫地平法（具体参照附表 1、附表 2 和附表 3）。

3.1.2 疗效评分

主要采用尼莫地平法（具体参照附表 3）。

3.2 次要结局指标

3.2.1 临床治愈率

临床也采用有效率作为观察指标，因有效率评价指标不同，难以客观评价，故采用临床治愈率作为结局指标。临床治愈以随访期内症状完全消失为标准。

3.2.2 发作频次

原发性三叉神经痛为反复发作性疾病。目前国内针灸治疗原发性三叉神经痛的观察周期通常为 2~4 周，但缺乏明确依据。国际头痛协会临床试验指南提出，疗程长短的依据主要取决于试验药物/

干预措施的性质与功能，即定位在即刻作用与预防性作用；此外，也取决于头痛的类型及特点。根据原发性三叉神经痛特点建议急性对症治疗试验中观察 24 小时发作情况；预防性治疗中至少随访 3 个月以上。

3.2.3 发作频度评价

参照 1995 年原卫生部颁布的《中药新药治疗三叉神经痛的临床研究指导原则》，将本病分为轻、中、重度：

轻度：每日发作 10 次以下。

中度：每日发作 10 ~ 30 次。

重度：每日发作 30 次以上。

附表 1　简式 McGill 疼痛问卷

Ⅰ. 疼痛分级指数（pain rating index，PRI）的评定

疼痛性质	疼痛程度			
A 感觉项	无	轻	中	重
跳痛	0	1	2	3
刺痛	0	1	2	3
刀割痛	0	1	2	3
锐痛	0	1	2	3
痉挛牵扯痛	0	1	2	3
绞痛	0	1	2	3
热灼痛	0	1	2	3
持续固定痛	0	1	2	3
胀痛	0	1	2	3
触痛	0	1	2	3
撕裂痛	0	1	2	3
B 情感项				
软弱无力	0	1	2	3
厌烦	0	1	2	3
害怕	0	1	2	3
受罪、惩罚感	0	1	2	3

感觉项总分_____　　　　　　　　　情感项总分_____

Ⅱ. 视觉模拟定级（visual analogus scale，VAS）评定法

无痛（0）|_____| 剧痛（10）

Ⅲ. 现有痛强度（present pain intensity，PPI）评定分级

0— 无痛；	1 — 轻度不适；
2— 不适；	3 — 难受；
4— 可怕的痛；	5 — 极为痛苦

附表2 VAS疼痛评分尺

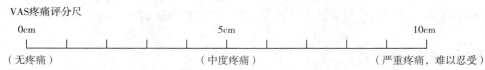

注：视觉模拟评分法（visual analogue scale，VAS）是一种简单、有效的，疼痛强度最低限度参与的测量方法。它已广泛地用于临床和研究工作中，可获得疼痛的快速指标，并设计了数量值。VAS通常采用10cm长的直线，两端分别标有"无疼痛"（0）和"最严重的疼痛"（10）或类似的词语描述语，病人根据自己所感受的疼痛程度，在直线上某一点做一记号，以表示疼痛的强度及心理上的冲击。从起点至记号处的距离长度也就是疼痛的量。

VAS亦可用于评估疼痛的缓解情况。在线的一端标上"疼痛无缓解"，而另一端标上"疼痛完全缓解"，疼痛的缓解也就是初次疼痛评分减去治疗后的疼痛评分，此方法称为疼痛缓解的视觉模拟评分法（VAP）。

附表3 尼莫地平法：中医证候分级量化表

症状		轻	中	重
主症	疼痛程度	疼痛发作不影响工作	疼痛发作影响工作	疼痛发作难以忍受
	疼痛发作次数	每日发作10次以下	每日发作10～30次以下	每日发作30次以上
次症	胸胁胀闷	轻微胸胁胀闷	时有胸胁胀闷	胸胁胀闷明显
	眩晕	头晕眼花，时作时止	视物旋转，不能行走	眩晕欲仆，不能站立
	恶心	偶尔发生	时常发生	频频发生
	呕吐痰涎	恶心偶见痰涎清稀	干呕时吐痰涎如唾	呕吐痰涎量多
舌脉	舌象	舌质紫暗或见瘀斑瘀点		
	脉象	脉象弦细或细涩		

注：症状轻、中、重记分，主症分别记2、4、6分；次症分别记1、2、3分，舌脉象不记分。

3.3 证候疗效评判标准

临床痊愈：症状、体征消失或基本消失，证候积分减少≥95%。

显效：症状、体征明显改善，证候积分减少≥70%。

有效：症状、体征均有好转，证候积分减少≥30%。

无效：症状、体征均无明显改善，甚或加重，证候积分减少不足30%。

计算公式（尼莫地平法）为：[（治疗前积分－治疗后积分）/治疗前积分]×100%。

4 检索范围、检索策略和结果

4.1 检索范围

4.1.1 古代文献

以电子检索方式为主，手工查阅为辅，查阅先秦至清代末年涉及有针灸学内容的针灸专著、中医经典医籍、中医综合性医书等96本古籍，其中涉及眉棱骨痛、颊痛、面痛、目痛、下颌痛的数据137条。

古代文献检索书目名称

编号	朝代	书名	作者	筛选情况
1	先秦	黄帝内经·灵枢	不详	已录入
2	先秦	黄帝内经·素问	不详	无课题相关内容

编号	朝代	书名	作者	筛选情况
3	先秦	难经	不详	无课题相关内容
4	汉代	威武汉代医简·经脉篇	不详	无课题相关内容
5	汉代	伤寒论·针灸	张仲景	无课题相关内容
6	晋代	脉经	王叔和	已录入
7	晋代	针灸甲乙经	皇甫谧	已录入
8	晋代	肘后备急方	葛洪	无课题相关内容
9	晋代	黄帝虾蟆经	不详	无课题相关内容
10	隋代	诸病源候论	巢元方，等	无课题相关内容
11	唐代	黄帝内经太素	王冰	已录入
12	唐代	备急千金要方	孙思邈	已录入
13	唐代	千金翼方	孙思邈	无课题相关内容
14	唐代	外台秘要	王焘	已录入
15	唐代	四部医典	宇妥·元丹贡布，等	已录入
16	宋代	铜人腧穴针灸图经	王惟一	已录入
17	宋代	针灸资生经	王执中	已录入
18	宋代	备急灸法	闻人耆年	无课题相关内容
19	宋代	针灸神书	刘党	已录入
20	宋代	子午流注针经	何若愚	已录入
21	宋代	医心方·针灸	丹波康赖	已录入
22	宋代	太平圣惠方	王怀隐	无课题相关内容
23	宋代	圣济总录·针灸	赵佶敕	已录入
24	宋代	普济本事方	许叔微	无课题相关内容
25	宋代	扁鹊心书	窦材	无课题相关内容
26	宋代	医说	张杲	无课题相关内容
27	元代	西方子明堂灸经	庄绰	已录入
28	元代	针经四书	窦桂方	已录入
29	元代	针经节要	窦汉卿	已录入
30	元代	论经络迎随补泻法	杜思敬	无课题相关内容
31	元代	针经摘英集	杜思敬	已录入
32	元代	扁鹊神应针灸玉龙经	王国瑞	已录入
33	元代	十四经发挥	滑寿	已录入
34	元代	难经本义	滑寿	已录入
35	元代	卫生宝鉴	罗天益	无课题相关内容
36	元代	世医得效方	危亦林	无课题相关内容

编号	朝代	书名	作者	筛选情况
37	元代	云岐子保命集论类要	张璧	无课题相关内容
38	金元	针经指南	窦汉卿	无课题相关内容
39	金代	子午流注针经	何若愚	已录入
40	金代	子午流注说难	阎明广	已录入
41	明代	痈疽神秘（妙）灸经	胡元庆	无课题相关内容
42	明代	杂病治例	刘纯	无课题相关内容
43	明代	神应经	陈会	已录入
44	明代	针灸大全	徐凤	已录入
45	明代	灵枢经脉翼	夏英	无课题相关内容
46	明代	针灸聚英（针灸聚英发挥）	高武	已录入
47	明代	针灸素难要旨（针灸节要）	高武	无课题相关内容
48	明代	针灸问对	汪机	无课题相关内容
49	明代	秘传眼科龙木论	葆光道人	已录入
50	明代	奇经八脉考	李时珍	无课题相关内容
51	明代	经络全书	徐师鲁	已录入
52	明代	杨敬斋针灸全书	陈言	已录入
53	明代	针灸大成	杨继洲	已录入
54	明代	经络考	张三锡	无课题相关内容
55	明代	针方六集	吴崑	无课题相关内容
56	明代	循经考学编	不详	已录入
57	明代	经学会宗	凌云	无课题相关内容
58	明代	医经小学	刘纯	已录入
59	明代	普济方	朱橚	已录入
60	明代	奇效良方	方贤	无课题相关内容
61	明代	难经集注	王九思	已录入
62	明代	古今医统大全	徐春甫	无课题相关内容
63	明代	医学纲目	楼全善	无课题相关内容
64	明代	医学入门	李梃	无课题相关内容
65	明代	东医宝鉴	许浚	已录入
66	明代	类经	张介宾	已录入
67	明代	类经图翼	张介宾	已录入
68	明代	审视瑶函	傅仁宇	已录入
69	明代	针灸六赋	不详	已录入
70	明代	病机沙篆	李中梓	无课题相关内容

编号	朝代	书名	作者	筛选情况
71	明代	景岳全书	张景岳	已录入
72	明代	名医类案	江瓘	已录入
73	清代	采艾编翼	叶茶山	无课题相关内容
74	清代	串雅外编·针灸门	赵学敏	无课题相关内容
75	清代	刺疗捷法	张镜	无课题相关内容
76	清代	古今图书集成·医部全录	陈梦雷	已录入
77	清代	焦氏喉科枕秘	焦氏	无课题相关内容
78	清代	经络歌诀	汪昂	无课题相关内容
79	清代	考正穴法	王鋆	无课题相关内容
80	清代	凌门传授铜人指穴	不详	已录入
81	清代	罗遗编	陈廷铨	已录入
82	清代	身经通考	李潆	已录入
83	清代	神灸经纶	吴亦鼎	无课题相关内容
84	清代	太乙神针	邱时敏	无课题相关内容
85	清代	续名医类案	魏之琇	已录入
86	清代	医学指归	赵术堂	已录入
87	清代	医宗宝鉴·刺灸心法要诀	吴谦	已录入
88	清代	针灸逢源	李学川	已录入
89	清代	针灸集成	廖润鸿	已录入
90	清代	针灸内篇	江上外史	无课题相关内容
91	清代	针灸易学	李守先	已录入
92	清代	针灸摘要	不详	已录入
93	清代	重楼玉钥	郑宏纲	已录入
94	清代	金针秘传	方慎庵	已录入
95	清代	资生集	不详	无课题相关内容
96	清代	针灸学纲要	摄都管周桂	已录入

4.1.2 近现代针灸专家专著

以电子检索方式为主，手工查阅为辅，逐本阅读指南方法学工作组提供的15位近现代针灸医家与针灸相关的著作，其中3本未找到相应版本，找到原文图书共计20本。

黄竹斋的《针灸经穴图考》。

承淡安的《中国针灸治疗学》《针灸治疗实验集》《中国针灸学》《铜人经穴图考》《针灸精华》。

夏少泉的《针灸薪传集》。

朱琏的《新针灸学》。

黄石屏的《针灸诠述》。

陆瘦燕的《陆瘦燕针灸论著医案选》。

孙秉彝的《针灸传真》。

鲁之俊的《新编针灸学》。

杨甲三的《中国百年百名中医临床家丛书·杨甲三》。

程莘农的《中国针灸学》。

贺普仁的《针灸治痛》《针具针法》《针灸歌赋临床应用》《毫针疗法图解》《火针疗法图解》《三棱针疗法图解》《针灸三通法临床应用》

韩济生的《神经科学纲要》《针刺镇痛原理》。

石学敏的《石学敏针灸临证集验》《石学敏针灸全集》《针灸治疗学》《中国针灸奇术》。

田从豁的《针灸医学验集》《中国灸法集粹》《针灸百病经验（西文版）》《古代针灸医案释按》《针灸经验辑要》《田从豁临床经验》。

王乐亭的《全国著名中医经验集·金针王乐亭经验集》。

4.1.3 现代文献

采用手工检索与计算机检索结合的检索方法，以计算机检索为主。检索国内外所有关于针灸治疗三叉神经痛的系统综述、试验性研究（随机对照研究、非随机同期对照研究、交叉试验），部分观察性研究（叙述性研究、病例系列、个案报道），语言限制为中文及英文。不考虑其出版状态。

4.1.3.1 计算机检索库

检索 OVID MEDLINE（1950～2011 年）、PubMed（1980～2011 年）、EMbase（1980～2011 年）、The Cochrane Library（Issue 2 of 4，Apr 2011）、CNKI（1979～2011 年）、CBMdisc（1970～2011 年）、VIP（1989～2011 年）、万方数据库（包括学位论文与会议文献）、Acubriefs、Sumsearch、NGC 资料库。语种限制为中文和英文。

4.1.3.2 手工检索

手工检索《中国针灸》（1981～2011 年）、《针刺研究》（1978～2011 年）、《上海针灸杂志》（1982～2011 年）、《针灸临床杂志》（1984～2011 年）、《新中医》（1972～2011 年）、《国外医学·中医药分册》（1978～2011 年）、《中华神经科杂志》（1970～2011 年）、《中国中西医结合杂志》（1981～2011 年）、《中医杂志》（1955～2011 年）并且追溯相关文献。

4.1.3.3 其他

检索会议文献数据库并与有关专家，系获取其他已发表的文献及灰色文献。

4.2 检索策略

4.2.1 检索词

4.2.1.1 古代文献

定义原发性三叉神经痛的限制词：头风、口齿痛、目痛、头痛、眉间疼痛、眼疼痛、颊痛、面风、目锐眦痛、偏正头风、眉目间痛、头风头痛、眉头痛、颊腮痛、眉棱痛、面疾、风动如虫行、目眦急痛、面肿、面痛、神祟疼痛外障、眉棱骨痛、头风头痛、头面诸风、偏头风痛、边头风、头风目眩、偏头风、头风眼痛、牙腮疼紧、偏正头风、眼目疼痛、眉间疼痛、眉攒疼。

定义干预方法的限制词：针刺、针灸、灸、火针、燔针、刺血、罐。

4.2.1.2 近现代文献

4.2.1.2.1 定义肩周炎的限制词（中文文献）

全部字段：三叉神经痛、面神经痛、面痛、颔痛、偏风下牙痛、额角痛、少阳头痛、面风痛、面颊痛、两颔痛、颊痛、目锐眦痛、鼻额间痛。

定义干预方法的限制词：针灸疗法、针灸效应、针刺穴位、针刺疗法、针刺、针刺镇痛、针灸研究、灸法、电针、拔罐、耳针、皮肤针疗法、激光针刺、特定部位针刺疗法、针、灸、穴位、头皮针、眼针、浮针、腹针、全息针、项针。

4.2.1.2.2 定义肩周炎的限制词（英文文献）

全部字段：facial pain，trigeminal neuralgia，trigeminal nerve diseases，trigeminal autonomic cephalalgias, prosopalgia, trifacial neuralgia, tic douloureux, trifocal neuralgia, trigeminal neuralgia, neuralgia, trismus dolorificu, epileptiform neuralgia。

定义干预方法的限制词：acupuncture therapy, electro – acupuncture or electroacupuncture, acupoint, percutaneous electrical nerve stimulation, moxibustion。

4.2.2 检索策略

4.2.2.1 中文数据库检索策略

#1　主题词：随机对照试验（主题）/全部树/全部副主题词。

#2　主题词：随机对照试验/全部树/全部副主题词。

#3　主题词：临床对照试验（主题）/全部树/全部副主题词。

#4　主题词：临床对照试验/全部树/全部副主题词。

#5　主题词：随机分配/全部树/全部副主题词。

#6　主题词：双盲法/全部树/全部副主题词。

#7　主题词：单盲法/全部树/全部副主题词。

#8　#7 or #6 or #5 or #4 or #3 or #2 or #1。

#9　特征词：动物 not（ct = 人类 and ct = 动物）。

#10　#8 not #9。

#11　主题词：临床试验/全部树/全部副主题词。

#12　全部字段：临床试验 or 临床观察 or 临床疗效 or 临床效果 or 临床研究 or 临床评价 or 临床评估。

#13　全部字段：单盲 or 双盲 or 三盲 or 盲法 or 安慰剂 or 随机 or 研究设计。

#14　#13 or #12 or #11。

#15　（#14）not（#9）。

#16　（#15）not（#10）。

#17　特征词：对比研究。

#18　主题词：评价研究/全部树/全部副主题词。

#19　主题词：随访研究/全部树/全部副主题词。

#20　主题词：前瞻性研究/全部树/全部副主题词。

#21　中文标题：对照 or 对比 or 比较 or 自愿。

#22　英文标题：对照 or 对比 or 比较 or 自愿。

#23　摘要：对照 or 对比 or 比较 or 自愿。

#24　关键词：对照 or 对比 or 比较 or 自愿。

#25　#24 or #23 or #22 or #21 or #20 or #19 or #18 or #17。

#26　（#25）not（#9）。

#27　#16 or #10。

#28　（#26）not（#27）。

#29　#28 or #14 or #8。

#30　主题词：三叉神经痛/全部树/全部副主题词。

#31　主题词：面神经痛/全部树/全部副主题词。

#32　主题词：三叉自主神经性头痛/全部树/全部副主题词。

#33　全部字段：三叉神经痛。

#34　全部字段：面神经痛。

#35　全部字段：面痛。

#36　全部字段：颔痛。

#37　全部字段：偏风下牙痛。

#38　全部字段：额角痛。

#39　全部字段：少阳头痛。

#40　全部字段：面风痛。

#41　全部字段：面颊痛。

#42　全部字段：两颔痛。

#43　全部字段：颊痛。

#44　全部字段：目锐眦痛。

#45　全部字段：鼻额间痛。

#46　#45 or #44 or #43 or #42 or #41 or #40 or #39 or #38 or #37 or #36 or #35 or #34 or #33 or #32 or #31 or #30。

#47　#46 and #29。

#48　主题词＝＝"针灸疗法/全部副主题/全部树"。

#49　主题词＝＝"针灸效应/全部副主题"。

#50　主题词＝＝"针刺穴位△/全部副主题/全部树"。

#51　主题词＝＝"针刺疗法/全部副主题/全部树"。

#52　主题词＝＝"针刺△/全部副主题/全部树"。

#53　主题词＝＝"针刺疗法△/全部副主题/全部树"。

#54　主题词＝＝"针刺镇痛/全部副主题"。

#55　主题词＝＝"针刺镇痛△/全部副主题/全部树"。

#56　主题词＝＝"针刺穴位/全部副主题"。

#57　主题词＝＝"针刺穴位△/全部副主题/全部树"。

#58　主题词＝＝"针刺/全部副主题"。

#59　主题词＝＝"针灸研究/全部副主题"。

#60　主题词＝＝"灸法/全部副主题"。

#61　主题词＝＝"灸法△/全部副主题/全部树"。

#62　主题词＝＝"电针/全部副主题"。

#63　主题词＝＝"电针△/全部副主题/全部树"。

#64　主题词＝＝"拔罐/全部副主题/全部树"。

#65　主题词＝＝"耳针/全部副主题/全部树"。

#66　主题词＝＝"皮肤针疗法/全部副主题/全部树"。

#67　主题词＝＝"激光针刺/全部副主题/全部树"/全部副主题/全部树。

#68　主题词＝＝"特定部位针刺疗法/全部副主题/全部树"。

#69　全部：针刺。

#70　全部：针。

#71　全部：灸。

#72　全部：电针。

#73　全部：拔罐。

#74　全部：耳针。

#75　全部：穴位。

#76　全部：皮肤针。

#77　全部：耳穴。

#78　全部：头皮针。

#79　全部：激光针。

#80　全部：眼针。

#81　全部：浮针。

#82　全部：腹针。

#83　全部：全息针。

#84　全部：项针。

#85　or #48/84。

#85　and #46 and #29。

4.2.2.2　英文随机对照研究部分

\#　Search stratage

1　randomized controlled trial. pt.

2　controlled clinical trial. pt.

3　randomized controlled trials. sh.

4　random allocation. sh.

5　double blind method. sh.

6　single blind method. sh.

7　1 or 2 or 3 or 4 or 5 or 6.

8　（animals not（animals and human））. sh.

9　7 not 8.

10　clinical trial. pt.

11　exp clinical trials/

12　（clin $ adj25 trial $）. ti, ab.

13　（（singl $ or doubl $ or trebl $ or tripl $）adj25（blind $ or mask $））. ti, ab.

14　placebos. mp. ［mp = ti, ot, ab, nm, hw］

15　placebo $. ti, ab.

16　random $. ti, ab.

17　research – design. mp. ［mp = ti, ot, ab, nm, hw］

18　or 11/17.

19　18 not 8.

20　19 not 9.

21　comparative study. pt.

22　exp evaluation studies/

23　follow – up – studies. mp. ［mp = ti, ot, ab, nm, hw］.

24　prospective – studies. mp. ［mp = ti, ot, ab, nm, hw］.

25　（control $ or prospective $ or volunteer $）. ti, ab.

26　21 or 22 or 23 or 24 or 25.

27　26 not 8.

28　27 not（9 or 20）.

29　exp acupuncture therapy/

30　acupuncture $. mp. ［mp = ti, ot, ab, nm, hw］.

31 （acupuncture $ or electro - acupuncture or electroacupuncture）. tw.

32 acupoint $. mp.

33 percutaneous electrical nerve stimulation. mp.

34 moxibustion. mp.

35 29 or 30 or 31 or 32 or 33 or 34.

36 35 and （9 or 20 or 28）.

37 exp facial pain/

38 exp trigeminal Neuralgia/

39 exp trigeminal Nerve Diseases/

40 exp Trigeminal Autonomic Cephalalgias/

41 exp prosopalgia/

42 exp trifacial neuralgia/

43 exp tic douloureux/

44 exp trifocal neuralgia/

45 exp trigeminal neuralgia/

46 exp neuralgia/

47 exp trismus dolorificus/

48 exp epileptiform neuralgia/

49 （（acute or chronic or commen or classical) adj （（Trigemin $ and Neuralg $) or （fac $ and （pain））. mp.

50 37 or 38 or 39 or 40or 41 or 42 or 43 or 44 or 45 or 46 or 47 or 48 or 49.

51 50 and 36.

4.3 检索结果

4.3.1 古代文献

有相关记录的古代文献共 25 部。

序号	专著名	序号	专著名
1	备急千金要方	14	针灸聚英
2	外台秘要	15	景岳全书
3	四部医典	16	普济方
4	黄帝内经太素校注	17	医经小学
5	铜人腧穴针灸图经	18	神应经
6	圣济总录	19	审视瑶函
7	针灸资生经	20	秘传眼科龙木论
8	针灸神书	21	重楼玉钥
9	扁鹊神应针灸玉龙经	22	金针秘传
10	针经摘英集	23	古今图书集成医部全录
11	针经节要	24	凌门传授铜人指穴
12	针灸大全	25	针灸集成
13	针灸大成		

4.3.2 近现代文献

有相关记录的近现代文献医家 13 人，医著 23 部。

序号	主编	著作名
1	黄竹斋	针灸经穴图考
2	承淡安	中国针灸治疗学
		针灸治疗实验集
		中国针灸学
		铜人经穴图考
3	夏少泉	针灸薪传集
4	朱琏	新针灸学
5	陆瘦燕	陆瘦燕针灸论著医案选
6	孙秉彝	针灸传真
7	鲁之俊	新编针灸学
8	杨甲三	中国百年百名中医临床家丛书·杨甲三
9	程莘农	中国针灸学
10	贺普仁	针灸治痛
		毫针疗法图解
		火针疗法图解
		针灸三通法的临床应用
		三棱针疗法图解
11	石学敏	石学敏针灸临证集验
		针灸治疗学
		中国针灸奇术
12	田从豁	田从豁临床经验
		针灸医学验集
13	王乐亭	金针王乐亭经验集

4.3.3 期刊文献

通过检索并阅读摘要，共获得相关文献 876 篇，其中中文文献 744 篇、英文文献 132 篇。通过下载并阅读全文，145 篇文献被排除，共有 731 篇文献符合纳入标准被纳入，其中英文文献 59 篇，中文文献 672 篇，均为公开发表的研究。

文献类型分类：系统评价：1 篇。随机对照研究：119 个。临床对照研究：381 个。个案报道：69 篇。专家经验：30 篇。个人经验：100 篇。科普文摘：5 篇。其他：13 篇。

最终纳入 15 篇。

5 文献质量评估结论

5.1 证据概要表(evidence profile,EP)

5.1.1 Question: Should 手针 VS 卡马西平 be used for TN?

Settings:省级中医院门诊、市级西医院门诊病人

No of studies	Design	Risk of bias	Inconsistency	Indirectness	Imprecision	Other considerations	手针	卡马西平	Relative (95% CI)	Absolute	Quality	Importance
		Quality assessment					No of patients		Effect			
pain of 1 months follow－up (follow－up 1 months; measured with: McGill Questionare; Better indicated by higher values)												
1	randomised trials	no serious indirectness	no serious inconsistency	no serious indirectness	no serious indirectness	none	60	60	-	MD 2.18 higher (2.06 to 2.30 higher)	⊕⊕⊕⊕ HIGH	CRITICAL
有效 (24－30 treatments for 30 days, follow－up for 0－1 year; assessed with: 有效率)												
1	randomised trials	serious[1]	no serious inconsistency	serious[2]	no serious inconsistency	none	272/300 (90.7%)	224/277 (80.9%)	RR 1.12 (1.05 to 1.12)	97 more per 1000 (from 40 more to 162 more)	⊕⊕○○ LOW	IMPORTANT
							-	80.9%		97 more per 1000 (from 40 more to 162 more)		

1 未做随机方案分配隐藏,多数盲法不清,无 ITT 分析。
2 结局指标为间接指标。

5.1.2 Question: Should 电针 VS 卡马西平 be used for TN?

Settings:省级中医院门诊、县级中医院门诊、区西医院门诊病人

No of studies	Design	Risk of bias	Inconsistency	Indirectness	Imprecision	Other considerations	电针	卡马西平	Relative (95% CI)	Absolute	Quality	Importance
		Quality assessment					No of patients		Effect			
有效 (30 treatments for 30 days, follow－up for 3 months; assessed with: 有效率)												
1	randomised trials	serious[1]	no serious inconsistency	serious[2]	no serious inconsistency	none	102/110 (92.7%)	82/110 (74.5%)	RR 1.24 (1.10 to 1.40)	179 more per 1000 (from 75 more to 162 more)	⊕⊕○○ LOW	IMPORTANT
							-	74.5%		97 more per 1000 (from 40 more to 255 more)		

1 未做随机方案分配隐藏,盲法不清,无 ITT 分析。
2 结局指标为间接指标。

5.1.3 Question: Should 针刺＋磁珠压丸 VS 卡马西平 be used for TN?
Settings: 中医院门诊病人

有效（10－30 treatments for 10－30 days, follow－up for 12 months; assessed with: 有效率）

No of studies	Quality assessment						No of patients		Effect		Quality	Importance
	Design	Risk of bias	Inconsistency	Indirectness	Imprecision	Other considerations	针刺＋磁珠压压	卡马西平	Relative (95% CI)	Absolute		
1	randomised trials	serious[1]	no serious inconsistency	serious[2]	serious[3]	none	57/58 (98.3%)	15/21 (71.4%)	RR 1.38 (1.05 to 1.81)	71 more per 1000 (from 36 more to 286 more)	VERY LOW	IMPORTANT
							-	71.4%		71 more per 1000 (from 36 more to 286 more)		

1 随机方案不清，未做随机方案分配隐藏，未做盲法，无ITT分析。
2 结局指标为间接性指标。
3 样本量小。

5.1.4 Question: Should 普通针刺＋刺络放血 VS 卡马西平＋维生素 be used for TN?
Settings: 中医院门诊病人

有效（5 treatments for 10 days, follow－up not clear; assessed with: 有效率）

No of studies	Quality assessment						No of patients		Effect		Quality	Importance
	Design	Risk of bias	Inconsistency	Indirectness	Imprecision	Other considerations	普通针刺＋刺络放血	卡马西平＋	Relative (95% CI)	Absolute		
1	randomised trials	serious[1]	no serious inconsistency	serious[2]	serious[3]	none	28/30 (87.5%)	11/22 (90.0%)	RR 1.87 (1.22 to 2.87)	435 more per 1000 (from 110 more to 500 more)	⊕○○○ VERY LOW	IMPORTANT
							-	90.0%		435 more per 1000 (from 110 more to 500 more)		

1 随机方案不清，未做随机方案分配隐藏，未做盲法，无ITT分析。
2 结局指标为间接性指标。
3 样本量小。

5.1.5 Question: Should 普通针刺+温和灸 VS 卡马西平 be used for TN?
Settings: 中医院住院病人

有效（treatment for 30 days, follow – up for 4 months; assessed with: 有效率）

| No of studies | Quality assessment | | | | | | No of patients | | Effect | | Quality | Importance |
	Design	Risk of bias	Inconsistency	Indirectness	Imprecision	Other considerations	普通针刺+温和灸	卡马西平	Relative (95% CI)	Absolute		
1	randomised trials	serious[1]	no serious inconsistency	serious[2]	serious[3]	none	35/40 (87.5%)	36/40 (90.0%)	RR0.97 (0.83 to 1.14)	27 more per 1000 (from 100 more to 153 more)	⊕◯◯◯ VERY LOW	IMPORTANT
							-	90.0%		27 more per 1000 (from 100 more to 153 more)		

1 随机方案不清，未做随机方案分配隐藏，未做盲法，无 ITT 分析。
2 结局指标为间接指标。
3 样本量小。

5.1.6 Question: Should 普通针刺+火针疗法 VS 卡马西平 be used for TN?
Settings: 中医院门诊病人

有效（15 treatments for 30 days, follow – up for 3 months; assessed with: 有效率）

| No of studies | Quality assessment | | | | | | No of patients | | Effect | | Quality | Importance |
	Design	Risk of bias	Inconsistency	Indirectness	Imprecision	Other considerations	普通针刺+火针疗法	卡马西平	Relative (95% CI)	Absolute		
1	randomised trials	serious[1]	no serious inconsistency	serious[2]	serious[3]	none	31/32 (96.9%)	18/28 (64.3%)	RR1.51 (1.14 to 2.00)	328 more per 1000 (from 90 more to 457 more)	⊕◯◯◯ VERY LOW	IMPORTANT
							-	64.3%		328 more per 1000 (from 90 more to 457 more)		

1 随机方案不清，未做随机方案分配隐藏，未做盲法，无 ITT 分析。
2 结局指标为间接指标。
3 样本量小。

5.2 结果汇总表（the summary of findings table, SoFs table)

5.2.1 手针 VS 卡马西平

Patient or population: patients with TN

Settings:

Intervention: manual acupuncture

Comparison: Carbamazepine

Outcomes	Illustrative comparative risks* (95% CI)		Relative effect (95% CI)	No of Participants (studies)	Quality of the evidence (GRADE)	Comments
	Assumed risk	Corresponding risk				
	Carbamazepine	manual acupuncture				
	Study population					
the total effective rate	809 per 1000	906 per 1000 (849 to 971)	RR 1.12 (1.05 to 1.2)	577 (6 studies)	⊕⊕⊕⊝ low[1,2]	
	Medium risk population					

1 no report of dropout; no ITT analysis; single blinding.

2 P = 0.01, I² = 66%.

5.2.2 电针 VS 卡马西平

Patient or population: patients with TN

Settings:

Intervention: electro – acupuncture

Comparison: Carbamazepine

Outcomes	Illustrative comparative risks* (95% CI)		Relative effect (95% CI)	No of Participants (studies)	Quality of the evidence (GRADE)	Comments
	Assumed risk	Corresponding risk				
	Carbamazepine	electro – acupuncture				
	Study population					
the total effective rate	745 per 1000	924 per 1000 (820 to 1000)	RR 1.24 (1.10 to 1.40)	220 (3 studies)	⊕⊕⊕⊝ low[1,2]	
	Medium risk population					

1 no report of dropout; no ITT analysis; single blinding.

2 event less than 300.

5.2.3 手针 + 耳穴磁珠贴压 VS 卡马西平

Patient or population: patients with TN
Settings:
Intervention: manual acupuncture plus magnetic pearl press
Comparison: Carbamazepine

Outcomes	Illustrative comparative risks* (95% CI)		Relative effect (95% CI)	No of Participants (studies)	Quality of the evidence (GRADE)	Comments
	Assumed risk	Corresponding risk				
	Carbamazepine	manual acupuncture plus magnetic pearl press				
	Study population					
the total effective rate	714 per 1000	985 per 1000 (750 to 1000)	RR 1.38 (1.05 to 1.81)	79 (1 study)	⊕⊕⊝⊝ very low[1,2]	
	Medium risk population					

1 inadequate confounding; no inclusion criteria; different therapeutic course
2 event lee than 300

5.2.4 手针 + 刺络 VS 卡马西平 + 维生素 B$_{12}$

Patient or population: patients with TN
Settings:
Intervention: manual acupuncture plus blood letting
Comparison: Carbamazepine plus Vit B$_1$ and Vit B$_6$

Outcomes	Illustrative comparative risks* (95% CI)		Relative effect (95% CI)	No of Participants (studies)	Quality of the evidence (GRADE)	Comments
	Assumed risk	Corresponding risk				
	Carbamazepine plus Vit B$_1$ and Vit B$_6$	manual acupuncture plus blood letting				
	Study population					
the total effective rate	500 per 1000	935 per 1000 (610 to 1000)	RR 1.87 (1.22 to 2.87)	52 (1 study)	⊕⊕⊝⊝ very low[1,2]	
	Medium risk population					

1 no inclusion criteria; no report of dropout; no ITT analysis; no blinding.
2 event less than 300.

5.2.5 手针+温和灸 VS 卡马西平

Patient or population: patients with TN
Settings:
Intervention: manual acupuncture plus mild moxibustion
Comparison: Carbamazepine

Outcomes	Illustrative comparative risks * (95% CI)		Relative effect (95% CI)	No of Participants (studies)	Quality of the evidence (GRADE)	Comments
	Assumed risk Carbamazepine	Corresponding risk manual acupuncture plus mild moxibustion				
	Study population					
the total effective rate	900 per 1000	873 per 1000 (747 to 1000)	RR 0.97 (0.83 to 1.14)	80 (1 study)	⊕⊖⊖⊖ very low[1,2]	
	Medium risk population					

1 no inclusion criteria; different therapeutic course.
2 event less than 300; 95% CI crosses line RR = 1 and line RR = 0.97.

5.2.6 手针+火针 VS 卡马西平

Patient or population: patients with TN
Settings:
Intervention: manual acupuncture plus fire needle
Comparison: Carbamazepine

Outcomes	Illustrative comparative risks * (95% CI)		Relative effect (95% CI)	No of Participants (studies)	Quality of the evidence (GRADE)	Comments
	Assumed risk Carbamazepine	Corresponding risk manual acupuncture plus fire needle				
	Study population					
the total effective rate	643 per 1000	971 per 1000 (733 to 1000)	RR 1.51 (1.14 to 2.00)	60 (1 study)	⊕⊖⊖⊖ very low[1,2]	
	Medium risk population					

1 no inclusion criteria; no report of dropout; no ITT analysis; no blinding.
2 event less than 300.

6 本《指南》推荐方案的形成过程

本《指南》从初稿、修订稿到送审稿共修改 10 余次。

6.1 《指南》初稿

《指南》框架主要是根据检索到的文献证据，按照文献中描述的操作、选穴制定推荐方案。不足：对于 GRADE 系统制定《指南》的理解有偏差，对于可能存在安全隐患的治疗方案如穴位埋线治疗推荐等级为弱不推荐；没有针对临床问题制定方案，推荐方案不确定能回答主要的临床问题；不能够完全突出针灸的治疗特点和优势。

6.2 《指南》修改稿

经过专家组讨论，确定对于原发性三叉神经痛，采取分期、分型进行针灸治疗，将原发性三叉神经痛分为持续发作期与发作间歇期，持续发作期以远道取穴为主，发作间歇期局部取穴。

分型治疗是根据原发性三叉神经痛不同证型推荐不同的治疗方案，并且以毫针刺法作为基础治疗方法，根据辨证取穴。最终筛选出辨证取穴与推荐不同的方案相结合的治疗思路与方案。

同时在针灸治疗方面，主要依据 GRADE 系统，对不同的针灸治疗方法进行合并，目前针灸治疗原发性三叉神经痛文献质量较低，能合并的文献较少。面临的问题：针灸方法众多，有很多临床不常用的方法，并且同样的取穴可能偏向的针刺手法不同，有一部分为一家之言。经专家论证，决定以常用的主要针刺方法及手法为主。

6.3 《指南》送审稿

课题组对全国范围内的专家征集意见，对《指南》做出修订，完成送审稿。

完善毫针刺法的取穴，在尊重文献的基础上根据临床及专家论证的结果，进一步完善对选穴及操作手法的描述，对于辨证取穴更加考究。

将电针疗法中因疼痛不耐针刺者辅以经皮穴位电刺激，如疼痛明显者可适当延长 60 分钟。

将灸法更加详细地分为温针灸与温和灸两种操作方法。

因在耳治疗中可采用耳针、耳穴压丸等进行刺激，故将选取的耳穴统一描述，对于耳针、耳穴压丸的操作不做详述。

6.4 《指南》定稿

课题组在"第二批临床实践指南推荐方案专家论证会"后，根据专家提出的修改意见及总课题组的统一标准对初稿进行完善，形成《指南》的定稿。

根据 2013 年 12 月 31 日发布的中华人民共和国国家标准《针灸学通用术语》，进一步将本《指南》的术语进行规范，将"普通针刺"改为"毫针刺法"；在文中分为"耳针疗法""耳穴压丸"等；"刺络拔罐放血疗法"改为"刺血疗法"等。

对于古代文献的处理在推荐方案下"解释"中有简要描述，对于不同刺法、方法等均有简要描述。

7 本《指南》推荐方案征求意见稿

7.1 持续发作期原发性三叉神经痛的治疗方案

针灸治疗以远端辨证取穴为主，重用具有全身镇痛效应的特定穴；局部取穴按照三叉神经分支疼痛部位及压痛点（扳机点）所属经络选取邻近腧穴。

建议将毫针刺法作为基础治疗方法，用于持续发作期各种证型治疗，单独运用或与其他刺灸法相结合。

原发性三叉神经痛持续发作期，疼痛剧烈者，建议毫针刺法结合电针治疗。面部惧针者推荐采用经皮穴位电刺激。

耳穴疗法建议用于原发性三叉神经痛发作频繁，伴精神紧张、失眠患者。

风热袭表、胃火上攻、气滞血瘀患者可采用毫针刺法结合刺血疗法治疗。

7.2 发作间歇期原发性三叉神经痛的治疗方案

针灸选穴原则以局部选穴为主。毫针刺法、耳针、灸法、电针、火针等疗法均可在发作间歇期使用。

风寒袭表、气滞血瘀、风痰阻络、气血亏虚患者建议在毫针刺法基础上结合灸法治疗。

患病日久，顽固性疼痛可选择性使用火针疗法。

8 专家意见征集过程、结果汇总及处理

课题组于2013－07－01～2013－08－31针对《指南》初稿推荐方案的有效性、安全性、实用性、经济情况等方面的评价在全国范围内进行了专家意见征集。

调查专家职称结构以高级职称为主，同时包含多名高年资主治医师。2013年7~8月共发出调查问卷50份，收到回复25份，回复专家名单及职称组成、地域分布见下表。

8.1 针灸治疗三叉神经痛方案咨询专家列表

	姓 名	性 别	职 称
浙江省外专家 （共7人）	陈泽林	男	教授、主任中医师
	高希言	男	教授、主任中医师
	贾春生	男	教授、主任中医师
	刘清国	男	教授、主任中医师
	刘志顺	男	教授、主任中医师
	徐 斌	男	教授、主任中医师
	常小荣	男	教授、主任中医师
浙江省内专家 （共18人）	方剑乔	男	教授、主任中医师
	陈华德	男	教授、主任中医师
	林咸明	男	教授、主任中医师
	杨丹红	女	教授、主任中医师
	林家驹	男	副主任中医师
	马睿杰	女	副教授、副主任中医师
	沈来华	男	主任中医师
	蒋松鹤	男	主任中医师
	阮步青	男	主任中医师
	梁 宜	女	副研究员、副主任医师
	周志英	女	副主任中医师
	韩德雄	男	主治中医师
	陈益丹	女	主治中医师
	金慧芳	女	主治中医师
	刘侃卓	男	主治中医师
	金亚培	女	主任中医师
	刘承浩	男	主治中医师
	诸晓英	女	主任中医师

25名专家，高级职称20人，占80%；中级职称5人，占20%。

8.2 汇总结果

8.2.1 针灸治疗原发性三叉神经痛的原则

	推荐强度	是否同意	不同意请说明理由或提出建议
针灸治疗原发性三叉神经痛治疗原则：疏通阳明、少阳经气血，通络止痛	强推荐	是（25 人） 否（0）	理由： 建议：
针灸治疗原发性三叉神经痛选穴处方原则： 腧穴选择：以局部取穴配合远部配穴为主。通常根据疼痛部位分别在三叉神经分支走行部位进行局部取穴，头面部交会穴与阿是穴（或扳机点）使用率也较高。临床常用穴位为攒竹、头维、合谷 经络选择：主要选择阳明经为主，少阳经为辅进行治疗 疗法选择：毫针刺法、电针、刺络放血、灸法、穴位注射、耳针等疗法使用频率较高，临床上以毫针刺法为基础的刺灸法使用频率较高。火针、穴位埋线近年来有报道，临床疗效及风险尚待评定	强推荐	是（24 人） 否（1 人）	理由：应增加耳穴穴位，说明每种疗法的作用特点 建议：
针刺干预时机：原发性三叉神经痛主要在发作期干预	强推荐	是（20 人） 否（5 人）	理由：三叉神经痛间歇期亦可进行治疗 建议：增加关于原发性三叉神经痛间歇期治疗方案及慢性三叉神经痛治疗方案

8.2.2 原发性三叉神经痛的针灸治疗推荐方案

刺灸法选择	推荐强度	是否同意推荐	不同意理由或提出建议
单纯毫针刺法	强推荐（20） 弱推荐（5） 弱不推荐（0） 强不推荐（0）	是（25 人） 否（0）	理由：单纯毫针针刺疗效单一，治疗效应不如复合针灸疗法 建议：单纯针刺可作为基础疗法使用，在针刺面部腧穴时可根据病情需要采用透穴疗法、深刺或浅刺
针刺＋电针	强推荐（22） 弱推荐（2） 弱不推荐（1） 强不推荐（0）	是（24 人） 否（1 人）	理由：电针疗法在镇痛方面具有优势，但应注意慢性三叉神经痛患者可能伴有面肌痉挛，电针可能加剧面肌痉挛发生 建议：注意电针治疗的刺激强度及安全性。对电针使用的不良反应及适宜人群应详细描述

刺灸法选择	推荐强度	是否同意推荐	不同意理由或提出建议
针刺＋耳针	强推荐（21） 弱推荐（4） 弱不推荐（0） 强不推荐（0）	是（25人） 否（0）	理由：耳针具有临床有效、安全、患者便于携带、患者易于接受等优点。配合毫针刺法治疗效果更为显著 建议：对耳针的穴位和刺激方法应给予建议
针刺＋灸法	强推荐（18） 弱推荐（7） 弱不推荐（0） 强不推荐（0）	是（25人） 否（0）	理由：灸法对于改善周围组织血液循环、消除局部炎症有较好疗效，针刺加灸法临床应用较广 建议：面部施灸的禁忌应说明。针刺＋灸法的临床应用方法、具体部位应说明
针刺＋火针	强推荐（5） 弱推荐（11） 弱不推荐（7） 强不推荐（2）	是（16人） 否（9人）	理由：火针对操作者技术要求较高，临床应用不当风险较高。三叉神经痛火针治疗面部可能产生灼伤、感染等不良反应，副作用较多 建议：对火针的施术者要求应明确说明，火针的禁忌证、不良反应应详细说明。对火针的具体操作方法及具体部位（腧穴）应详细说明
针刺＋刺络放血	强推荐（14） 弱推荐（11） 弱不推荐（0） 强不推荐（0）	是（25人） 否（0人）	理由：针刺＋刺络放血是临床常用方法，但应注意禁忌证及施术方法、不良反应 建议：面部刺络放血的禁忌应说明。刺络放血的临床操作方法、具体部位、不良反应应说明

注：推荐方案依据票数多少排序。

8.3　结果处理

关于单纯毫针刺法疗效问题，推荐方案中已改为可根据具体病情选择不同的针刺方法及疗法。

关于电针方面，在注意事项中已提到：在三叉神经分支上操作应避免刺激扳机点，刺激强度以患者耐受为度。电针治疗同时可根据不同辨证配合毫针刺法提高疗效。面部惧针患者可采用经皮穴位电刺激代替电针治疗，刺激频率及治疗时间同电针治疗。

火针与刺血疗法的操作禁忌、施术方法及不良反应已在推荐建议中详述。

9　会议纪要

9.1　2013 年针灸临床实践指南项目审查会会议纪要

时间：2013 年 9 月 28 日。

地点：成都。

主办单位：中国针灸学会标准化工作委员会。

承办单位：中国中医科学院针灸研究所。

参会人员：国家中医药管理局、中国针灸学会的有关领导，以及针灸行业科、教、研各方面的专家共 26 人出席了会议，同时，指南起草单位的 20 余名代表与学会秘书处工作人员也参加了会议。中国针灸学会标准化工作委员会副主任委员刘炜宏为专家组组长。

会议主持人：中国针灸学会会长、中国针灸学会标准化工作委员会主任委员刘保延。

会议议题：审查 15 项针灸临床实践指南；对 15 项针灸临床实践指南形成决议。

会议内容：

国家中医药管理局政策法规与监督司查德忠司长到会并做了重要讲话。查司长在讲话中指出，标准化工作是国家中医药管理局法监司的工作重点，受到各方面的重视，局里已陆续出台一系列关于标准化工作的规范性文件并据此指导了相关工作，中央财政为此设立了专款用于支持开展中医标准化工作。查司长鼓励针灸行业继续积极开展标准化工作，争取获得较大进展。他特别强调，要重视针灸标准体系和针灸标准化支撑体系的构建，将针灸标准的制定与应用及其评价相结合，积极推进针灸标准化培训工作。最后，查司长提出了四点建议：一要继续完善针灸标准化体系框架；二要加强标准通则的制定；三要围绕针灸临床实践来制定标准；四要夯实针灸标准制定的基础。

中国针灸学会会长、学会标委主任委员刘保延首席研究员代表学会与学会标委介绍了参加本次审查会的 15 项针灸临床实践指南项目的实施情况。在中国针灸学会标准化工作委员会的组织下，该 15 项指南的编制工作严格遵循标准化相关法规与中国针灸学会的有关规定展开。目前，各个项目组对各自编制的指南草案已在全国范围内广泛征求意见。在今年 6 月份召开的两针标委 2013 年会上，该 15 项指南草案已通过初审。本次会议受国家中医药管理局委托，由中国针灸学会标准化工作委员会组织专家对该 15 项指南送审稿进行审查。刘保延会长特别强调，临床实践指南是未来针灸标准化工作的重点，其性质更加贴近临床，其研制目的是为临床疗效和质量提供保障，所以，本次审查会的评审重点是评审各针灸临床实践指南推荐方案的实用性。刘保延会长期望本次审查会专家严格把关，以确保指南的质量，并希望没有通过审查的项目起草单位能够做好修改和完善工作。

会议对 15 项针灸临床实践指南进行了审议，根据专家评审意见及专家投票情况，会议当即得出评审结果：通过的指南有 6 项，建议修改后函审的指南有 3 项，未通过的指南有 6 项。具体情况如下：

（1）审议通过的指南项目

会议审查通过了由中国中医科学院广安门医院起草的《慢性便秘针灸临床实践指南》《腰痛针灸临床实践指南》、由北京中医药大学东直门医院起草的《原发性痛经针灸临床实践指南》、由成都中医药大学起草的《坐骨神经痛针灸临床实践指南》、由中国中医科学院针灸研究所起草的《失眠针灸临床实践指南》《支气管哮喘（成人）针灸临床实践指南》。

（2）修改后函审的指南项目

会议建议由中国中医科学院针灸研究所起草的《肩周炎针灸临床实践指南》、由天津中医药大学起草的《膝骨性关节炎针灸临床实践指南》以及由北京中医药大学东直门医院起草的《过敏性鼻炎针灸临床实践指南》3 项指南，按照评审意见修订后再行函审。

（3）未通过的指南项目

会议决定，由安徽中医药大学附属针灸医院起草的《神经根型颈椎病针灸临床实践指南》、由天津中医药大学起草的《慢性萎缩性胃炎针灸临床实践指南》、由南京中医药大学起草的《突发性耳聋针灸临床实践指南》《单纯性肥胖病针灸临床实践指南》、由浙江中医药大学附属第三医院起草的《原发性三叉神经痛针灸临床实践指南》以及由陕西中医药大学起草的《糖尿病周围神经病变针灸临床实践指南》6 项指南项目不能通过审查。会议决议未通过审查的指南项目组按照评审意见继续修改完善后，由学会标委秘书处另行安排验收审查。

最后，会议提出，对于审议通过的指南，还需要对其内容及形式进行一致性修改，各指南起草单位应按照会议审查意见进行修改后，形成报批稿，上报学会标委秘书处，经秘书处登记、审核后，上报学会批准，发布。

《原发性三叉神经痛针灸临床实践指南》（送审稿）专家审查意见

2013 年 9 月 28 日，全国针灸标准化技术委员会、中国针灸学会标准化工作委员会（以下简称"两针标委"）在成都组织召开了"2013 年针灸标准及临床实践指南项目审查会"，会上审查了《原发性三叉神经痛针灸临床实践指南》（送审稿）。以余曙光为组长的 23 人专家组经过认真评议形成如下意见：

本标准针对原发性三叉神经痛针灸临床实践，通过收集整理原发性三叉神经痛针灸临床实践和科研的相关文献资料、调研分析、专家论证，以古今文献、临床实践为依据，形成了《原发性三叉神经痛针灸临床实践指南》，并广泛征求专家意见。

专家组一致认为本针灸临床实践指南资料完整，格式规范。就具体推荐方案及其相关内容专家提出如下修订建议：

1. 关于推荐方案

（1）对制定《指南》的方法学的理解有问题。

（2）"方案"不以针灸方式划分；应针对临床问题制定方案。

（3）推荐方法不确定能回答主要的临床问题。

（4）推荐建议不确定体现针灸疗效特点。

（5）要写清楚方案在何种情况下使用，弱不推荐应当为不推荐。

2. 关于针灸治疗

（1）疗效结局和疗效评价。

（2）治疗原则不妥当。

（3）穴位埋线方案应用于三叉神经痛，面部使用有危险性。

（4）注意事项要针对具体的针灸方法写，普通针灸在前，如普通针灸＋耳穴，应增加脏腑辨证论治的内容，方法二建议改为"普通针刺＋耳穴压丸"。

3. 其他

需规范语言。

根据以上专家评审意见及专家投票情况，该《指南》未能通过审查。建议课题组按照评审意见继续修改完善《指南》草案，由两针标委秘书处另行安排验收审查。

中国针灸学会标准化工作委员会

2013 年 9 月 28 日

附：《原发性三叉神经痛针灸临床实践指南》项目审查专家名单

序号	姓名	职称/职务	工作单位
1	刘保延	副院长	中国中医科学院
2	刘炜宏	编审	中国中医科学院针灸研究所
3	文碧玲	教授	中国针灸学会
4	武晓冬	副研究员	中国中医科学院针灸研究所
5	余曙光	副校长/研究员	成都中医药大学
6	郭 义	教授	天津中医药大学
7	杨 骏	院长/教授	安徽中医药大学
8	赵京生	研究员	中国中医科学院针灸研究所

序号	姓名	职称/职务	工作单位
9	杨华元	教授	上海中医药大学
10	房繄恭	研究员	中国中医科学院针灸研究所
11	赵　宏	主任医师	中国中医科学院广安门医院
12	石　现	主任医师	解放军总医院针灸科
13	王富春	院长/教授	长春中医药大学针灸推拿学院
14	王麟鹏	主任医师	首都医科大学附属北京中医医院
15	贾春生	主任医师	河北中医学院
16	余晓阳	主任医师	重庆市中医院
17	高希言	教授	河南中医学院
18	常小荣	教授	湖南中医药大学
19	张洪涛	主任医师	甘肃省中医院
20	吕明庄	主任医师	贵阳医学院附属医院
21	王玲玲	院长/教授	南京中医药大学
22	宣丽华	主任医师	浙江中医药大学附属第一医院
23	翟　伟	教授	天津中医药大学

9.2　中国针灸学会标准化工作委员会 2014 年针灸临床实践指南审定会会议纪要

时间：2014 年 12 月 27 日。

地点：合肥。

主办单位：中国针灸学会标准化工作委员会。

承办单位：中国中医科学院针灸研究所。

参会人员：国家中医药管理局、中国针灸学会的有关领导，以及针灸行业科、教、研各方面的专家共 29 人出席了会议，同时，9 项针灸临床实践指南起草单位的代表与学会秘书处工作人员也参加了会议。

会议主持人：中国针灸学会标准化工作委员会副主任委员刘炜宏。

会议议题：9 项针灸临床实践指南项目组作接受审查汇报；审定 9 项针灸临床实践指南。

会议内容：

中国针灸学会会长、中国针灸学会标准化工作委员会主任委员刘保延首席研究员代表学会与学会标委首先对多年来一直关心与支持针灸标准化工作的国家中医药管理局各部门特别是政策法规与监督司以及业内各方面的专家表示感谢；接着他介绍了参加本次审定会的 9 项针灸临床实践指南项目的编制概况。他指出，针灸临床实践指南是根据针灸临床优势，参照古代文献、名医经验以及现代最佳临床研究证据，结合患者价值观和意愿，系统总结出的能帮助临床医生和患者做出恰当针灸处理的指导性意见。他结合针灸发展实际并强调指出，目前世界上 180 多个国家与地区都在应用针灸，这是针灸的春天，是针灸发展适逢的难得的大好发展机遇期，遇到这样的好时机，我们应有所作为，等听完桑司长的指示和要求后，我们要做系统的总结、思考与规划，争取又好又快地多出成绩。

国家中医药管理局政策法规与监督司桑滨生司长到会并做了重要讲话。桑滨生司长在讲话中首先肯定并赞扬了针灸标准化工作取得的成绩，他指出，在中医药标准化工作中，针灸标准化一直发挥着先导作用，在中医药国际标准化工作中，针灸针的研制工作起到引领作用并率先完成研制与发布；在中医药国家标准化工作方面，33 项现行中医药国家标准中，针灸国家标准占 29 项。桑司长接着分析了国家重视中医药标准化工作，提到自 2010 年起，国家用于中医药标准化工作的财政经费每年都在增加。他特别提到了国家标准化体制改革，改革的方向之一就是要发挥行业组织作用，保留行业标准，增加行业组织标准，以此来鼓励针灸行业要继续发挥模范带头作用。最后，桑司长提出了几点希望：一是希望针灸标准化工作在质量、水平方面继续发挥先导作用；二是希望在中医药标准化方法和程序上，针灸标准化工作也要起到引领作用；三是希望针灸行业把针灸标准化工作的好的、成功的经验总结出来，推广开去。

会议在听完总课题组与 9 项针灸临床实践指南项目组所作的接受审定汇报后，对 9 项针灸临床实践指南进行了审定，会议经过讨论形成以下意见：

（1）不确切的内容不宜列入指南，如突发性耳聋中的疏波、密波；"突发性耳聋"应按脏腑辨证取穴，古典文献不要扔，不能以创新为由而舍古典精粹；突发性耳聋 12 页方案一、方案二中的疗程不统一。

（2）对针刀等跨学科问题应作出界定，对针灸疗法的范畴应作出界定，应明确毫针、艾灸等传统方法的适用范围，是否应纳入其他特种针法，应作出限定。

（3）各指南项目组应注意：证据等级低，不等于疗效低，推荐强度是对公认度而言，不是针对疗效。

（4）要重视文献质量评价，古代文献要考虑，在解释中要增加古代文献分析，加强证据的质量。

（5）推荐方案应是综合统筹提取概括而得，而不应是诸多疗法的罗列；分型中应有中医辨证分型、归经；中医病名不应淡化。

（6）《指南》在体例、序号、术语、语言表达、结构、内容等方面应统一；名词术语、仪器设备名称应规范，如神灯，是商品名，有 TDP、特定波治疗仪、红外灸疗仪等多种称谓，建议统一使用TDP 照射；电针、电针疗法、电针仪三者常混用，应予规范；有些术语说明、解释不充分；运动疗法和运动针法的适用要明确。

（7）指南起草组应参照局医政司制定的中医诊疗方案、临床路径；建议病名采用中西医并用（双轨制），如无对应，可用相当于西医（中医）的病名，有利于向国际推广；疾病分期要规范，有临床分期、中医证候分期和病理分期三种分期，应重视和采用病理分期；辨证要标准，临床证据应准确，不应随意；配穴原则应予明确；针法、灸法均应明确实用；指南推荐方案应予验证，应有临床依据；名词术语要规范；评价要做到易推广性、真实客观性、代表性、共识性、有效性、安全性、指导性、实用性、可行性；推荐的方法应注重实用性、应用性，如电针的波幅、频率、阴阳极的设置等；在国际化方面，中西医辨证分型有矛盾之处，不利于国际推广；还要注意普遍性和特殊性，以及使用时机问题。

（8）推荐建议的主体要明确；推荐意见要结合教材；指南前后思路、理法方药术、辨证分型等要清晰，应前后贯穿；要考虑教材的协调性问题；应体现针灸临床辨证的思路，体现针灸的规律性。

（9）指南制定的关键是实用；证据级别上的筛选要有注释说明。

（10）肩周炎的护理中，关于针刺后洗澡的问题应统一。

（11）起草人应自审，自己要负责；建议建立专审机制，把专审与统审结合。

（12）顶层设计与原则性方面的工作需加强，针对性、精准性不够。

根据上述审定意见及专家投票情况，会议当即给出审定决议：通过对 9 项针灸临床实践指南送审稿的审定工作，各指南项目组应按照会议审定意见进行修改后，形成报批稿，上报学会标委秘书处。

《原发性三叉神经痛针灸临床实践指南》专家审定意见

2014 年 12 月 27 日，全国针灸标准化技术委员会、中国针灸学会标准化工作委员会在合肥组织召开了"中国针灸学会标准化工作委员会 2014 年针灸临床实践指南审定会"，会上审查了《原发性三叉神经痛针灸临床实践指南》。以中国针灸学会标准化工作委员会副主任委员刘炜宏为组长的 29 位委员专家组成的审查组经过认真评议形成如下意见：

本标准针对原发性三叉神经痛针灸临床实践，通过收集整理原发性三叉神经痛针灸临床实践和科研的相关文献资料、调研分析、专家论证，以古今文献、临床实践为依据，详细规定了该《指南》简介、疾病概述、临床特点、诊断标准、治疗概况、针灸治疗、推荐方案、附件等方面，形成了《原发性三叉神经痛针灸临床实践指南》。

专家组一致认为本针灸临床实践指南编写方法符合标准化法规与《中医药标准制定管理办法（试行）》的有关规定，资料完整，用语确切、规范。就本针灸临床实践指南中存在的问题，与会专家提出如下修改建议：

1. 格式、指南文本第 1 页不应举例，葛氏针法是否使用再考虑。
2. 序号、格式要统一调整，第 2 页表达不准确，不规范。
3. 火针疗法中"需对针孔严格进行护理"一句表达不准确。
4. 推荐等级均低的问题再考虑。
5. 葛氏强刺激是否认知度高的标准？
6. 是否是辨证论治、辨经论治？
7. 注意事项中的个体不良反应可以不放在《指南》正文中。

根据以上委员专家评审意见及委员专家投票情况，同意该《指南》审批稿通过审查，建议本《指南》课题组根据专家意见修改后，以行业组织标准上报审批。

中国针灸学会标准化工作委员会
2014 年 12 月 27 日

附：《原发性三叉神经痛针灸临床实践指南》项目审定专家名单

序号	姓名	工作单位
1	刘保延	中国中医科学院
2	黄龙祥	中国中医科学院针灸研究所
3	刘炜宏	中国中医科学院针灸研究所
4	文碧玲	中国针灸学会
5	东贵荣	上海中医药大学附属岳阳医院
6	武晓冬	中国中医科学院针灸研究所
7	王 华	湖北中医药大学
8	余曙光	成都中医药大学
9	郭 义	天津中医药大学
10	杨 骏	安徽中医药大学第一附属医院
11	赵京生	中国中医科学院针灸研究所
12	杨华元	上海中医药大学
13	刘清国	成都中医药大学
14	储浩然	安徽中医药大学附属针灸医院

续 表

序号	姓名	工作单位
15	赵吉平	北京中医药大学东直门医院
16	赵 宏	中国中医科学院针灸研究所
17	刘智斌	陕西中医药大学附属医院
18	石 现	解放军总医院针灸科
19	王富春	长春中医药大学针灸推拿学院
20	曹 炀	苏州医疗用品厂有限公司
21	高树中	山东中医药大学
22	贾春生	河北中医学院
23	杨永清	上海中医药大学
24	翟 伟	天津中医药大学
25	高希言	河南中医学院
26	余晓阳	重庆市中医院
27	张洪涛	甘肃省中医院
28	宣丽华	浙江中医药大学附属第一医院
29	朱 江	北京中医药大学针灸推拿学院